クアップ

新型コロナ
発症した人
しなかった人

栢 孝文 KAYA TAKAFUMI

幻冬舎MC

はじめに

２０２０年、新型コロナウイルス感染症（以下、新型コロナ）が瞬く間に世界を席巻し、人類を恐怖に陥れました。次々と新たな変異株が報告されるなど、いまだ終息の見通しは立っていません。

コロナ禍のためにそれまで当たり前にできていた私たちの日常生活は大きな変化を余儀なくされました。気軽に集まって食事も、おしゃべりもできない。旅行も自由に行けない。ちょっとした外出すら感染状況を気にしなければならない。人と交流する機会が激減し、マスクや消毒に神経をとがらせ、せき一つで非難の的になるようなストレスフルな生活様式は心と心の分断を生み、私たちの暮らす社会を変えてしまいました。

新型コロナだけではなく、風邪をひくこと自体がコロナ禍前に比べ人生にとってリスキーになっているのです。おそらく今後新型コロナの感染状況がどうなろうとも、この価値観はそう簡単に払拭されることはないと考えられます。

誰しも新型コロナはもちろん、風邪やインフルエンザにかかりたくはありません。しかし、手洗い、うがい、マスクの着用、会話を控えるなどのほかに効果的な防止策が分からない私たちは、先に述べたようなストレスフルな日々を過ごさざるを得ない状況です。

私は約20年にわたりＩＴ関連企業の代表取締役として数多くのプログラムやアプリケーションの開発を主導し、その技術を応用して２０１２年からは「ＩＴを用いて人々を健康にする」プロジェクトを展開しています。これまで認知症の危険兆候をチェックできるアプリや、統計に基づき信頼度の高い健康記事を届けるサービス、仕事のパフォーマンス改善につながる食事をＡＩがアドバイスするサービスなどを多数制作してきました。また大阪市立大学と健康科学研究のための合同会社も設立し、データ解析などを進めてきました。２０２１年には医療分野でも活用が進んでいるＡＩを使い、食品の成分表示を撮影するだけで原材料や添加物の数を識別し、Ａ～Ｅの５段階評価で健康度を判定するサービスをリリースしています。

それまでの開発は健康維持を目的としたものでしたが、２０２０年からのコロナ禍で、この開発を新型コロナの対策にも応用できないかと考えるようになりました。毎日感染者数が発表されるなか、私は感染しても無症状、すなわち発症しない人もいることに着目したのです。当然のことながら、発症しなければその先にある重症化や死亡に至ることはありません。

もともと私自身、食生活の改善で体調が格段に良くなったという経験があり、健康と食事が密接に関係しているなら新型コロナと食事も関係しているのではないかと仮説を立てました。

そして、私の会社で開発したシステムを使って1万件以上に及ぶ食生活や疾患のデータ解析を進めたところ、「新型コロナの発症と食事」に相関関係があることを発見したのです。

この発見をぜひとも社会貢献につなげたいと、私は世界中で発表された新型コロナに関する論文や、厚生労働省および消費者庁の食品成分に関するデータ等の解析とAIによる学習を進めました。そしてついに、発症リスクを左右している可能性がある食品のリストアップ化に成功したのです。

本書では、なぜ新型コロナやインフルエンザ、風邪に感染しても発症する人としない人がいるのかを、免疫学の観点から紐解くとともに、食事が発症リスクを左右する大きなファクターである理由を説明します。そしてAIという先鋭的な技術を駆使して割り出した、発症者が多く摂っている食品成分や、濃厚接触者なのに発症していない人が多く摂っている食品成分を公開しています。さらに食生活以外の生活習慣と、新型コロナ発症リスクとの相関についても触れています。

なお、本書は一般社団法人 予防医療研究協会の協力をいただき、医学的な観点からの考察も加えています。

ここに挙げたデータは、食べると確実に発症する、しないといった直接的な因果関係を示すものではありません。しかし栄養学的な機能を見ると、発症リスクを左右する免疫力に少なからず影響を及ぼしている可能性があると考えられます。

私は一人でも多くの方に、日常的な「食事」の面から新型コロナの発症リスクを抑えるヒントを得ていただきたいと思います。行動の制限によるストレスから少しでも解放され、新型コロナや感染症におびえる日々をなくすことができれば、これにまさる喜びはありません。

新型コロナ発症した人 しなかった人　目次

はじめに　3

［第1章］いまだ行動の制限を受ける新型コロナの影響……

なににも縛られない当たり前の日常を取り戻すには

会えないことは、人生の損失　14

感染対策の温度差で、人間関係に亀裂も　17

風邪をひくことの社会的ダメージが大きくなった　19

ワクチンの限界を再確認　22

発症しなければ、安心して生活できる　30

［第2章］ 体内の免疫システムがウイルスの排除・抑制に働く
新型コロナ発症「した人」「しなかった人」の分かれ道 34
クラスターでも発症せず、ステイホームでも発症のなぜ 36
ウイルスに感染するかは、条件次第 38
免疫はよそ者を見分け、排除するシステム 40
自然免疫＋獲得免疫、Wの布陣 43
免疫力が高ければ、たとえ発症してもすぐ治る 44
自然免疫は誰もが持っている、安全で万能な防御力 45
腸は病原体の侵入をはばむ「最後のとりで」 48
腸は脳に指令を出すこともできる「第二の脳」
［第3章］ 免疫力は生活習慣で決まる
新型コロナ発症を抑制したのは「毎日の食」だった⁉ 52
野菜サラダが教えてくれたこと

病気のかかりやすさは「生まれつき」？　54
免疫力も後天的に変化する　57
免疫力アップは「腸」がカギ　59
腸内フローラは体内の「社会」　62
好物＝腸内細菌の多数決？　64
現代人の腸内環境は悪化している　66
歴史の浅い食べ物は人体にとって異物になることも　69
「何を食べたって同じ」じゃない！　74

［第4章］のべ1万件の食生活をＡＩが分析して見えてきた
新型コロナ発症「した人の食事」「しなかった人の食事」

発症リスクを下げれば実害を回避できる　78
コロナ発症リスクを「見える化」　80
無数のデータから「法則」を見つけるＡＩ　81

15万の食材データを集計　84
「相関」と「因果」の違い　85
すでにある研究で、確からしさを裏づける　88
ＡＩは「決めうち」しない　91
新型コロナ以前からヘルスケア分野で実績　93
ＡＩが教えてくれた、発症リスクの高い食事　その1「甘いもの」　98
「ゼロカロリー」の人工甘味料も危ない　107
ＡＩが教えてくれた、発症リスクの高い食事　その2「悪い油」　113
ＡＩが教えてくれた、発症リスクの高い食事　その3「乳製品」　119
ＡＩが教えてくれた、発症リスクの高い食事　その4「小麦製品」　122
ＡＩが教えてくれた、発症リスクの高い食事　その5「添加物」　124
〝エリート〟は何を食べているか　131

［第5章］「食」に意識を向ければ新型コロナの脅威は遠ざかる
食の見直しは最も身近な感染症対策 144
体に悪いものを避けて免疫力を上げる 145
原材料をチェックする習慣は、体にとって必ずプラスに 148
原材料の〝健康度〟を一瞬でチェックできるアプリを開発 149
「新型コロナを遠ざける」食のデータを日本でも集めたい 150
生涯にわたり健康であるために 152
おわりに 156

［第1章］

いまだ行動の制限を受ける
新型コロナの影響……
なにも縛られない
当たり前の日常を取り戻すには

会えないことは、人生の損失

コロナ禍では、人と人との交流はそれ以前に比べ大幅に制限されました。仕事の仕方のバリエーションが増えるという点では、テレワークが社会に広がっていくのはいいことだと思います。しかし感染が怖いからとなんでもテレワークですませ、人と会わないようにしようという流れになってしまったのは残念だと思っています。

距離の近さは関係の深さを表します。家族や恋人、友人間の愛情の表れでもありますし、「顔を突き合わせて○○する」という表現があるように、議論したり一緒に取り組んだりするうえで、実際の距離が近いことは心の近さにも影響します。

逆にいえば、距離が遠くなると心も遠くへ行ってしまったような気がするものです。遠距離恋愛が自然消滅したり、長年の単身赴任で家庭内がぎくしゃくしたりということも、顔を合わせないことが原因の一つであると思います。

私自身、昨年入社してくれたスタッフの顔を3カ月経って初めて見たという経験をしました。飲み物を飲むときにマスクを外した彼を見て、彼のことをそれまで何も知らなかったかのような感覚になったのです。

顔を見ればその人のことがすべて分かるというものでもありませんが、顔からにじみでる人柄というものもあると思います。新型コロナで半強制的につけているマスクは下半分だけとはいえ、やはり表情が読み取りにくいなど、その人を理解するにあたり〝謎のベール〟となってしまっているのです。

また、私は事業のかたわら大阪市立大学で非常勤講師として起業をテーマにした特別授業をしたり、専門学校で夢を叶える方法について講演したりなど、コロナ禍前は毎年学生たちの前に立ち、直接指導をしてきました。

しかしそれもオンライン形式になりました。確かに情報を伝えることはできるのですが、私としては学生たちの反応が見えないと「理解してもらえているかな」「今の説明、分かりにくくなかったかな」と気になり、リアルで教えていたときよりも自信がなくなってしまいがちです。あまり分かっていない様子が見てとれれば、繰り返すなり、説明の仕方を変えるなりの工夫もできるというものですが、オンラインではままなりません。理解度を確認する意味でも、時々指名したりすることも以前はあったのですがそれもできず、収録用のカメラやパソコンに向かって一方的に話すだけなので、手ごたえもいまひとつです。

授業に限らず人に何かを伝えたり、分かってもらえるよう説得したり、同意を求めたりするとき、言葉さえあればいいとは私は思いません。「人間関係の深まり」がないと、お互い理解し合うのに時間がかかったり、うまくいかなかったりしやすいものです。

それにはやはり、リアルに会うことです。画面越しではまったくだめ、と否定するつもりはありません。しかし会うのが可能な状況ならそのほうが早いし、思っていることがうまく伝わらないといったことも起きにくくなります。

さらにいえば同じ時間や場所を共有することで、よりお互いの考えていることへの理解が深まったり、理解を深めるためのディスカッションが活発になったりしやすいのではないかとも考えます。

人は誰に出会うかで人生が決まるともいわれます。でも出会って終わりではなく、繰り返し会ったり時間を共有したりして関係性が深まり、それにより自分の人生そのものも深まり、豊かになるのです。

そう考えれば会えないことは人生の損失です。誰しもが持っている、幸せに生きる権利をみすみす手放してしまうということなのです。

感染を防ぐ策を突き詰めれば突き詰めるほど、たった一度の人生の質を下げてしまいかねない。これでは本末転倒です。

感染対策の温度差で、人間関係に亀裂も

基本的な感染対策としてすっかり定着したのがマスクに手洗い、そして人との距離をとることです。

個人的には、ここに「トイレ」も付け加えたいところです。感染症予防の常識だと思うのですが、マスク、手洗い、換気が大事だといわれているのに比べるとトイレのことは不思議なほどいわれていないように思います。

2000年代初頭に東南アジア中心に大流行したSARSは、香港のある一角に建つマンションの下水道が重大な感染経路になりました。飛沫感染というからマスクは意識してつけていても屋内でマスクを外しトイレに入れば、ウイルスが付いたドアノブや洗浄レバーを触った手で何気なく顔を触るということはありがちで、感染リスクは高いと考えら

れます。

また、ウイルスは泌尿器や肛門も侵入ルートであることを考えれば、当然無防備になるトイレは警戒すべきです。ノロウイルス感染症で子どもや高齢者の排泄物を処理するときには直接手で触れたりしないよう、またトイレの蓋を閉めてから流すようにというのはだいぶ広まっていますが新型コロナでも同様といえます。

しかし、なにごとも完璧を求めようとすればするほど窮屈にもなるものです。

新型コロナが広まってからマスク警察などという言葉も流行りました。マスクをしていない人に注意したことがきっかけで口論や傷害事件まで起こっています。マスク一つでこれだけおおごとになるとは、コロナ禍前にはまず考えられなかったことです。

トラブルまでにはならなくても、私たちは日常の何気ない行動一つひとつに、感染対策のためのさまざまなルールが課せられるようになったことで、緊張感の高い生活をせざるを得なくなってしまいました。

特に日本人は、皆と同じようにしていないと気が引けるような、右へならえの国民性といわれています。マスクにしろ消毒にしろ、いつも周囲の様子をうかがいながら「しなくてはいけない」といった義務のような感情に縛られ、精神的に疲れてしまったことがある人も多いはずです。

これは決して人間社会として健全な状態とはいえないと思います。互いに監視し合うような社会はぎすぎすしてストレスがたまり、穏やかで平和な人間関係も築きにくくなってしまいます。

風邪をひくことの社会的ダメージが大きくなった

行動だけではありません。コロナ禍によりさまざまな価値観も大きく変わりました。最も変わったことは、「風邪をひくことの社会的ダメージ」であると考えています。

知り合いの会社の話です。年末に1人陽性者が出て、その日出勤していた20人もの社員がみな濃厚接触者となってしまいました。彼らはすべての予定がキャンセルとなり、年末年始ずっと家にいなければならなかったそうです。

幸い誰も症状は出なかったそうですが、陽性だった人は自分のためにみんなの休みを台なしにしてしまったと負い目が残るでしょう。なお、この人は飲み会やイベント参加などせず、感染に気をつけながら普段どおりの生活を送っていたそうです。それにもかかわらず社会から罰を与えられたかのように感じさせてしまうのはなんとも理不尽です。ウイルスが弱くなって死亡リスクは減っています。感染力が増して誰もが感染する状況ではありますが、陽性かどうかだけで騒ぐ考えはいい加減改める必要があります。

今まではちょっとくらい風邪をひいても旅行に出かけたり、熱があっても無理して出社したりといった行動は、良くないことではありますが許されているところもありました。

しかし現在は店の入り口で毎回検温され、熱があると店には入れませんし、ゴホンとせきをしただけで周囲から白い目で見られることもあります。風邪をひいて会社に出てくるなんて「人としてあり得ない」というような価値観になってきています。風邪をひくことで個人が受けるダメージは、コロナ禍以前よりも確実に大きくなっているのです。

せきや鼻水などの症状だけでは新型コロナか風邪かの区別はつかないのですから、症状が出れば周囲から「危険人物」と思われてしまうのが今の日本です。こうした「窮屈さ」は社会全体も支配し、地域や、もっといえば国の活動すら、満足にできない状態にしてしまっているといってもいいくらいでしょう。

政府からは飲食店の営業時間を短くしましょう、とか、旅行や帰省は控えましょうといったアナウンスが何度も出されました。

毎日報道される感染者数に神経をとがらせるあまり、コロナ前とは比べものにならないほど個人レベルだけでなく企業レベル、組織レベルでも思い切ったダイナミックな試みがしにくくなりました。世界で活躍できる能力を持った人もそれを発揮しきれませんし、国をまたにかけた大きな取引やビジネスをしようにも、自由に行き来ができないとなるとなかなか盛り上がらないものです。

感染者数で騒ぐのではなく、重症者がこのくらいだったら規制をゆるめてもいいだろうという線引きがあればいいのですが、これだけ変異株が次々と現れ、流行しては落ちついてを繰り返している状況ではそれもなかなか定まりません。このままではずるずると社会全体の活動は思うようにできないまま、衰え続けていくのではないかと危機感を持っています。

［図表１］　新型コロナウイルスとほかのパンデミックの比較

原因	期間	死亡者数（百人）	ワクチン
スペインかぜ	1918〜1919年	500,000	×
SARS	2003年	8	○
H1N1	2009年〜現在	180 〜 50,000	○
MERS	2012年〜現在	8	×
エボラ出血熱	2014〜2016年	113	×
新型コロナウイルス感染症	2019年〜現在	59,939	○

2022年3月現在

ワクチンの限界を再確認

私たちは自分の人生を守るために、これからどうしたらいいのでしょうか。もはやワクチンがすべてを解決してくれると思っている人はいないでしょう。

感染拡大を食い止めるために世界各国がワクチン開発に全力で取り組みました。どのような薬剤であっても通常は薬の効きめがきちんとあるかという治験を繰り返し、安全性と有効性の証明に何年もかかるものですが新型コロナワクチンは今までにないスピードで承認され、そして接種が開始されました。そのまれにみる対応の速さから、これさえあれば感染は収まるとでもいうような大き過ぎる期待感が世の中に溢れていたように思います。「とりあえずワクチンを打っておけば大丈夫」と当初は命綱のようにとらえていた人も多かったかもしれません。

しかし時間も経たず変異株が出現し、その効果が絶対的なものではないことは誰もが知るところです。

変異株――私たちは新型コロナが蔓延してから何度もこの言葉を見聞きしてきました。今まで数カ月ごとに新たな変異株が発見されていることからも、頻繁に変異を繰り返すのがウイルスの大きな特徴の一つといえます。新型コロナウイルスも、アルファ、ベータ、デルタ……と発見されるたびギリシャ文字が付けられていますが、そのうち文字が足りなくなるのではないかというくらい次から次へと新しいものが登場しています。

すべての生物は地球の歴史のなかで変異を繰り返してきました。環境に適応できないものは滅び、適応したものだけが生き残っているのです。

ウイルスも同じです。ウイルスは、自力では増えることができません。そのためヒトや動物など他の生物の細胞の中に入り込んで自分のコピーを作らせて増えていきます。このときウイルスの遺伝子も大量にコピーされます。

新型コロナウイルスの場合、何度もコピーを繰り返すうちに遺伝子の情報を受け持つ

ＲＮＡという部分に小さなミスが起こり、遺伝子情報が変化してしまいます。これを変異といい、そうやって変異したウイルスが変異株となります。

変異株に共通しているのは、ウイルスの「スパイクタンパク質」という部分の遺伝子情報が変わっていることです。

スパイクタンパク質は、新型コロナウイルスがヒトの細胞に入り込むときの〝鍵〟となるとても重要なところです。このスパイクタンパク質と細胞の表面にある酵素が、鍵が鍵穴にはまるように結合することでウイルスは細胞に入り込むことができます。

ワクチンはそのとき流行するだろうなというウイルスを予測して、その特徴を真似して感染をさせないようにする物質（抗体）を体の中につくります。そして、この抗体がスパイクタンパク質に先回りしてはまっておくことで、細胞表面の酵素にウイルスがはまらないようにします。

ところが予測したウイルスの型が変異によって変わってしまっては、せっかく先回りしても無駄になってしまいます。抗体がつくられてもスパイクタンパク質にはまらず、感染を防ぐことができなくなってしまうのです。

［図表２］ 新型コロナウイルスの変異のしくみ

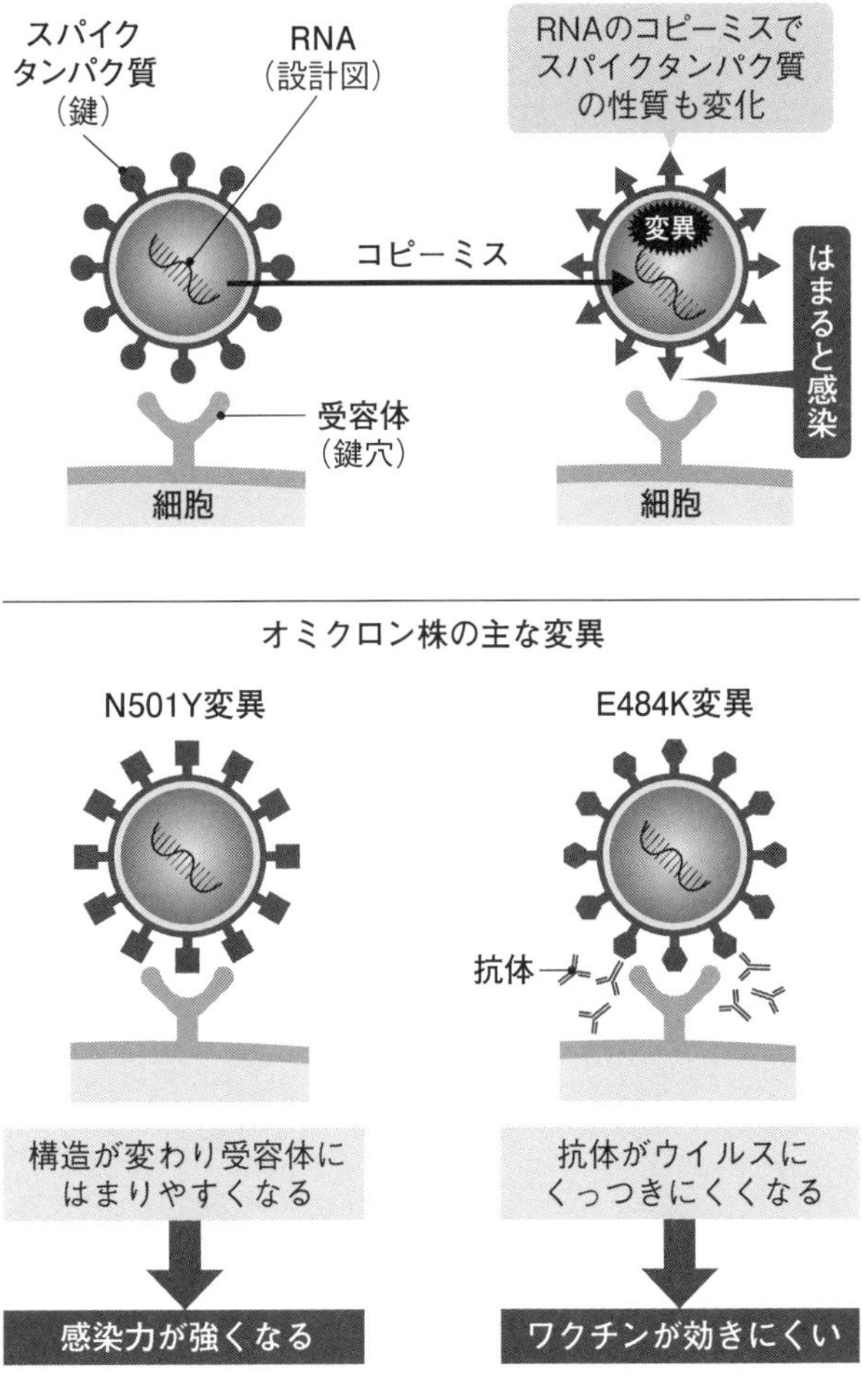

感染ルートは当然ながら日本国内だけではなく、海外から国内へのルートもありますから、もし感染力が強い変異株が海外から入ってくれれば、次第にその変異株に感染する割合が増えていきます。

今後はインフルエンザのように「今年はベータが流行りそうだから」と予測し、その型に合ったワクチンを打つといった戦略が新型コロナワクチンにもとられるようになるのではと思います。しかしインフルエンザも予測と実際に流行った株が違ったということがあるように、新型コロナも流行る株を必ず当てられるわけではありません。

たとえ予測が当たったとしてもワクチンには有効期限があります。ワクチンが出始めた頃は2回の予定だったのに3回目が加わったことでも分かるように、ワクチンは時間が経つほどその効きめは失われていきます。それでも何年か持てばまだ良いのですが、今のところいわれている有効期限はたったの数カ月です。これからも年に1回以上はワクチンを打つ必要があるのではないかとされています。

変異株が未知数であるうえ、ワクチンの効きめが短いのではとてもワクチンだけで完璧にコロナから逃れられるとは思えません。実際、ワクチンを打っても感染してしまうことを意味する「ブレークスルー感染」が問題になりました。

ワクチンの副反応もずいぶんと世間をにぎわせました。そもそも、もともと体内にはないものを注射するのですから、体がそれに対して反応するのはある意味当たり前です。新型コロナワクチンに関しては人によって違いはあるものの、高熱が出た、腕が腫れたなどの、ほかの予防接種では見られないような多種多様な、そして決して軽いとはいえない副反応の報告が次々と出ることとなりました。珍しい例とはいえ、アナフィラキシーと呼ばれる重い過剰反応や、血管内に血の塊ができて脳などの血管に詰まるといった命に関わる副反応も報告されています。

新型コロナワクチンの副反応に関してはうわさレベルのものも数多く流されました。ワクチンを打つと電子チップが埋め込まれるといった、なかにはどこにも根拠がないような、どこからそのうわさが始まったのか分からないようなものもある一方、これまでのワクチン開発の歴史を知っていればすべてを嘘だ、デマだと無視できない内容もあるというのが私の感想です。

新型コロナワクチンの中には、ｍＲＮＡ（メッセンジャーＲＮＡ）ワクチンという、新しいタイプのワクチンがあります。ウイルスのタンパク質をつくるもとになる情報の一部を注射し、人の身体の中でウイルスのタンパク質の一部がつくられ、それに対する抗体などができることでウイルスに対する免疫ができます。この仕組みのワクチンはこれまでにもエボラ出血熱やデング熱、ＳＡＲＳで開発が試みられましたが、実はいずれも失敗しています。

その大きな理由は、もしワクチンを打ってウイルスに感染した場合、かえって病気が悪化するかもしれない可能性があったからです。詳しいメカニズムはまだ明らかになっていないことも多いのですが、デング熱ワクチンやＳＡＲＳワクチンでこのようなことが起きたことがあります。

デング熱ワクチンについては、２０１６年にフィリピンの子どもに打ったところ立て続けに死亡してしまい、その原因はワクチンと関係ないとは言い切れないものでした。これを受けて２０１７年にはワクチンが中止されましたが、２０１９年時点で６００人もの子どもがワクチンが原因で死亡した可能性があると海外で報じられています。

ちなみにｍＲＮＡワクチンと同様、ウイルスのタンパク質を作るもとになる情報の一部を注射するタイプのワクチンとして、ウイルスベクターワクチンというものがあります。これも過去の治験で白血病を発症した事例が報告されています。

かといって新型コロナワクチンを打って感染したら、これまでと同じように余計に悪化するとはいえません。ファイザー社とモデルナ社のｍＲＮＡワクチンでは、動物実験でも大規模な治験においてもこのような重大な副反応の報告はないとされています。

しかし絶対に起こらないともいい切れません。「分からない」のです。通常、ワクチンは市場に出回るまでに年単位での治験をして安全性の確認がされるところ、新型コロナワクチンは通常にはないスピードで承認されており、長い目で見たときの影響はまだ分かりません。つまり疑わしい止まりなのです。

デマというとまったく根拠のない嘘のように受け取られがちですが、火のないところに煙はたたずともいいます。こうした過去のワクチンの経緯があるため、うわさが絶えないのではないかと考えられます。

治験期間が短いのは事実です。まだ分かっていないことは多く、５年、10年先はどうなのか、子どもたちへの長期的な影響がでないのか、あらゆる面での健康への悪影響はあるのかないのか科学的にはなんともいえないというのがふさわしいと思います。エボラ出血熱のように感染した人のほとんどが死亡するような段違いに危険な感染症であれば、安全性が不明なワクチンを接種するのもやむを得ないと思います。しかし現状の新型コロナの危険性はかなり低くなっていますので、ワクチンは安全と決めつけて何回も接種するのは、リスクと見合っていないように感じています。

発症しなければ、安心して生活できる

コロナ禍から脱するには、基本的な感染予防を続けることが重要とはいえ、人生の楽しみが損なわれるほどの窮屈な思いはしたくない、かといってワクチンには限界があります。この状況を好転させ、できるだけ新型コロナ以前と同じように、生活に不自由さや窮屈さを感じないような生活に戻していくには、感染しないことはもちろんなのですが、「感染しても発症しないようにする」ことが今後非常に重要ではないかと考えます。

感染しても発症しないという状況が当たり前になっていけば健康に害はないので、周囲

を気にして生活する必要もなくなります。検温などの厳しいチェックもゆるめていくことができるでしょうし、人と人との交流をはじめ、行動に制限がかかることもなくなっていくでしょう。そうすればコロナ禍のためにやりたいことができなかった人や組織も再びこの窮屈な生活から脱する方法を見いだすことができ、社会全体も活気を取り戻すことができます。飲食やイベント関連など苦しい状況が続いてきた業種もどんどん回復し、経済全体が上を向いてくればそれぞれの生活も楽になります。

２０１９年以前のウイルスを過剰に気にしてぴりぴりするようなことのない生活、そして会いたいときに会いたい人に会い、行きたいところに行くというごく当たり前のことが当たり前にできる生活に安心して戻ることができるのです。

そのためにはワクチンやソーシャルディスタンスのほかにも、ウイルスを寄せ付けない武器を備えることがカギになります。

それこそが誰でも持っている自前の武器「免疫力」なのです。磨き方次第でその能力はぐんぐん上がります。新型コロナだけでなくあらゆる病気から守ってくれるこの武器を使わない手はありません。

「免疫力」という言葉は、特にコロナ禍以降テレビやネットなどのメディアに盛んに登場している印象があります。「名前はもう知っているし、高めることが大切なことも分かっている」という人も多いかもしれません。

しかし免疫とは何か、どうしたら高められるか、といざ聞かれると言葉に詰まってしまうのではないでしょうか。なかにはよかれと思ってやっていた自己流の免疫力アップ法がまったくの無駄だったり効率が悪かったり、ということも私の周囲ではしばしば見かけます。実はなかなか複雑で奥深いのが免疫なのです。

［第2章］

体内の免疫システムが
ウイルスの排除・抑制に働く
新型コロナ発症「した人」
「しなかった人」の分かれ道

クラスターでも発症せず、ステイホームでも発症のなぜ

コロナ禍ですっかりおなじみになった言葉に「クラスター」があります。群れや集団という意味で、新型コロナでは同一の場において5人以上の人が感染することをいいます。ダイヤモンドプリンセス号での集団感染の頃からメディアに登場していました。

ライブハウスで、オフィスで、イベントでクラスター発生！と何度も報じられ、そのたびに閉鎖、中止、延期が繰り返されました。クラスターがニュースになると、コロナにかかってしまった人のことだけに人々の関心は向けられがちです。こんなときに大勢で会うほうが悪い、マスクもせずに騒いでいたに決まっているなどと、根拠もないのに責められることもあります。

しかし、例えば10人中7人が感染したクラスターがあったとしたら、逆にいえばあとの3人は陰性だったわけです。そこで私は「クラスターの中にいたのに、感染しなかった人は何が違ったのか？」と考えました。

頭からつま先まで感染しないように隙間なく塞いでいたのでしょうか？　病院であれば

それもあり得ますが、気軽な集まりでは浮いてしまうでしょうし、少し考えにくい話です。マスクにしろ、手指の消毒にしろ、感染対策としてやっていることにさほど差はないと考えるほうが自然です。

それでも感染しなかったり発症しなかった人がいるのは一体なぜなのか。たまたま運が良かっただけだと切り捨てることはできません。

一方でこんな話も聞きます。

「コロナが流行り出してから完全に在宅勤務になり、食品をはじめ日々の生活に必要なものはすべて通販で購入。ゴミ出しなど必要最低限の用事でしか外に出ず、旅行なんてもってのほか。手洗いも消毒もこまめにしていました。それなのにある日のどが痛くなって熱が出ました。新型コロナにかかってしまったんです。どこで感染したのか、まったく心当たりがありません」

クラスター感染が起こったその場にいたのに感染しない人もいれば、注意深く対策して人とも会っていないのに感染、発症してしまう人もいます。これはどういうことなのか、私は確かめずにはいられなかったのです。

ウイルスに感染するかは、条件次第

インフルエンザなどに比べ感染力が強いといわれている新型コロナですが、それでも無条件で誰にでも感染するわけではありません。感染症すべてにいえることですが、感染には条件があります。厚生労働省による「感染対策の基礎知識」では次の３つの条件がそろったときに初めて感染するとされています。

1. 病原体
2. 感染経路
3. 宿主

感染症にならないためには、この３つの条件のうちどれかをなくす必要があります。

1の病原体は、ここでは新型コロナウイルスを指します。これを消滅させることは、現実的にはできません。たとえ感染拡大が終息したとしても、ウイルスは変異を繰り返しながら地球上に存在し続けるでしょう。無菌室で一生過ごすというのならともかく、病原体をなくすことは感染予防には現実的ではありません。

2の感染経路をなくすためには、手洗いや消毒、マスクなどの対策を行うことです。また自宅での自粛も感染経路を減らす取り組みの一つです。

しかし手洗いや消毒で除菌できたとしても、顔や髪の毛など洗っていない部分を触ってしまえばそこから感染するおそれがあります。また、外出を徹底的にやめるのもとても不便で、屋外でする活動を全部諦めなければいけなくなります。100%感染経路をなくそうとするのは、毎日生活するうえでとても難しいことですし、本来の人々の人生の価値を下げてしまいます。

3の宿主についてですが、これはもちろん「宿主になり得るもの（＝人間）を消滅させる」という意味ではありません。宿主にならないように工夫すればよいのです。ウイルスが体内に入ろうとしたときに、ウイルスに対抗したり追い出したりできる、抵抗力の高い体作りをすれば、宿主にならずにすみます。クラスターの中にいても感染しなかった人がいるのは、ほかの人の体には簡単に入り込んでいけたウイルスが、その人には入り込むことができなかったということなのです。

この抵抗力こそ、病気の予防の話題で盛んにいわれている「免疫」です。特にコロナ禍以降、免疫という言葉はテレビや雑誌、ネットなどで頻繁に見かけるようになりました。今までも「免疫を上げて風邪を予防」や「がん対策には免疫を高めると良い」などといわれていました。日本語では「疫（病気）を免れる」から、免疫＝病気に対する抵抗力という認識が一般に広がっています。新型コロナに対しても免疫力を上げればいいという考えは、ある意味当たり前かもしれません。

しかし、免疫とは体のどこにあり、どう働いているのかを詳しく正確に知っている人は、専門家のほかには少ないと思います。免疫の知識を深めることは、新型コロナや未知のウイルスへの重要な対策の一つだといえます。

免疫はよそ者を見分け、排除するシステム

地球上にはウイルスや細菌などの微生物が無数に存在しています。そして私たちはそれらと共生しているのです。

あなたが部屋のすみずみまで掃除機をかけて、床も磨いて、空気清浄機のスイッチを入れたとします。「ああ、きれいになって気持ちいい！」と満足感を覚えると思いますが、それでも、細菌や微生物が完全にいなくなったわけではありません。部屋の隅にたった1gのホコリが残っているだけでも、細菌やカビが10数万個も存在しているのです。すべての細菌やカビが人間に害を及ぼすわけではないため、細菌・微生物ゼロを目指して完璧に掃除をする必要はありません。しかし、細菌や微生物の中には病気の引き金になるものもあります。

細菌や微生物が人間の体内へ自由に入り込み、そのまま好き勝手に悪さをすることができたとしたら、人類は次々と病気にかかり命を落としてしまうでしょう。すぐに絶滅の危機に瀕してしまうはずです。

しかしそうはなりません。体内で免疫が病原体と戦い、体を守っているからです。

空港の保安検査でゲートを通るとき、持ち込んではいけないものを身につけていると警告音が鳴って、戻されてしまいます。これと同じで免疫は体の至るところで、体内に入ってこようとするものを厳しくチェックしているのです。免疫は、外部から侵入しようとする細菌やウイルスを体内に入ってはいけないものとみなし、体に悪さをする前に追い出そうとします。すでに侵入してしまった細菌やウイルスも、見つけ出して退治してくれます。

私たちの知らないところで、私たちの体を守ってくれているのが免疫なのです。

自然免疫＋獲得免疫、Wの布陣

免疫システムには役割分担があって、大きく2つのグループに分かれます。一つは怪しいものが体に入ってきたらすぐに動き出し、相手の正体を知る前にとにかく攻撃する「自然免疫」です。もう一つはじっくりと敵の正体を見極めてから、作戦を立て攻撃する「獲得免疫」です。

人間を城に例えるなら、自然免疫は門番のようなものです。体の内外で、侵入者がいないか見張り、見つけたら攻撃したり外につまみ出したりします。皮膚や粘膜は物理的なバリアになって異物の侵入を防ぎます。目や鼻にゴミが入ったときに涙やくしゃみが出るのは、ゴミを外へ出し体の中まで入り込ませないようにするためです。粘膜には抗体という武器もあります。抗体は病原体が入るとくっついて無力化させます。病原体が体の中に入

［図表3］　主な免疫細胞

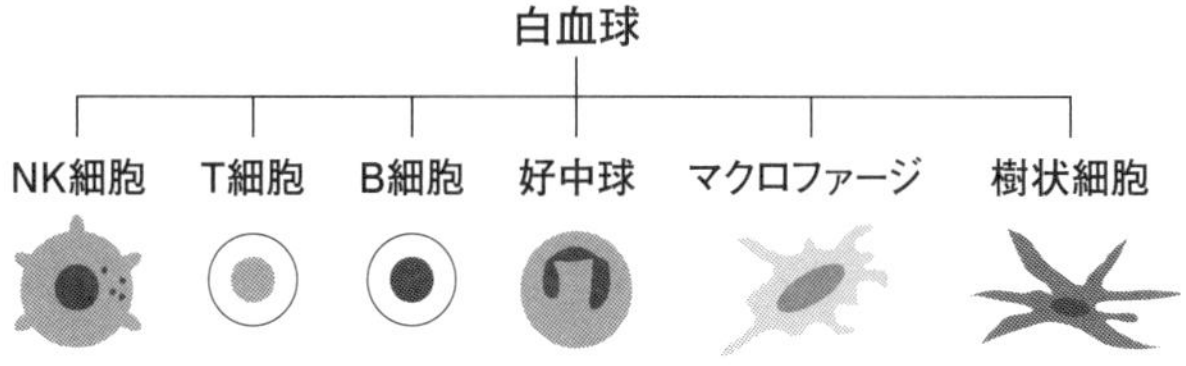

これらのほかにも、好酸球、好塩基球などが知られている

参考：千葉大学真菌医学研究センターHP

り込まないようにガードします。

また、血液の中をパトロールしているマクロファージという自然免疫細胞は、すでに入り込んでしまった細菌やウイルスがいたら退治します。マクロ＝大きい、ファージ＝食べるという意味で、病原体を食べて消化して殺菌します。このように、相手を食べて退治する免疫細胞には、ほかにもいくつかの種類があります。

しかし、このような自然免疫だけでは細菌やウイルスを撃退できないことがあります。そこで、獲得免疫の出番です。

獲得免疫は、いわば城の奥に控えている本丸部隊のようなものです。血液の中にある白血球を構成している免疫細胞群がリーダーで、体内に入ってきた敵の正体が分かると、その敵専門の攻撃部隊をつくります。風邪をひいたときに起こる発熱やのどの痛み、頭痛や体のふしぶしの痛みなどは、免疫が病原体と戦っている証拠です。

獲得免疫細胞の多くは、戦いが終わり役目を果たすと死んでしまいますが、一部の免疫細胞は敵と戦ったときに分かった情報を持ったまま、再び身を潜めて次の戦いに備えます。同じウイルスが入ってきたときに「あの敵は前に戦ったことがある」「あいつの弱点はこれだ」と、学習したことを活かして敵専用の武器「抗体」を作ります。だからこそ、2回以上同じ病気にかかっても専用の武器ですばやく敵を倒すことができるので症状が軽くなります。同じ理由から、おたふく風邪（流行性耳下腺炎）など、一度かかったら二度とかからない病気もあります。戦った相手を覚えているのも免疫の重要な役目の一つです。

病気を予防するために接種するワクチンは、獲得免疫の働きを利用したものです。ワクチンの中には病原体と同じ成分を作る材料が入っていて、獲得免疫はそれを活用して抗体を作ります。抗体を作ったことを免疫に記憶させることで、実際に病気にかかったときに症状を軽くするためのものがワクチンなのです。

免疫力が高ければ、たとえ発症してもすぐ治る

「高熱が出る」「味覚がなくなる」「呼吸が苦しくなる」。

新型コロナの主症状としてこれらがよく知られています。人によって程度はさまざまです。数日でいつのまにかおさまってしまったという人もいますが、命を落としてしまう人もいます。新型コロナ発生当時は、重症化は高齢者に多いものでした。元の形から変わった性質をもつ新型コロナの変異株が流行り出してからは、30代や40代でも重症者が目立つようになってきました。

一方で、重症化せず治った高齢の方もたくさんいます。この分かれ道にも「免疫力」が大きく関わっているといえるでしょう。

新型コロナに限らずありふれた風邪でも、ウイルスそのものを殺す力のある特効薬はまだ登場していません。風邪をひいたときにドラッグストアや病院で手に入る薬も、ウイルスを殺しているのではなく、ウイルスと免疫の戦いによって起きる風邪症状を和らげているだけなのです。最終的に風邪が治るのは、ウイルスを殺すことができる免疫のおかげです。

免疫力が高いと感染症にかかりにくくなるだけではなく、かかっても早く治すことができるのです。

自然免疫は誰もが持っている、安全で万能な防御力

1300年代半ばにペスト菌という病原体が蔓延し、ヨーロッパ全体の人口の3分の1もの人々が死亡しました。また、1918年にはスペインかぜ（スペインインフルエンザ）が大流行し、世界中で5000万人以上の人が亡くなりました。このように多くの人が亡くなった感染症の流行時も「かからなかった人」や「かかっても軽くてすんだ人」がいて、今でも人類はこうして生存しています。感染症にかかった人、かからなかった人、両者の明暗を分けたのは、体の強さ＝免疫力に差があったためと考えられます。

新型コロナについても同じことがいえます。有効な予防・治療薬がない病気に負けないためには、もともと自分の体に備わっている「病原体を殺す力」＝免疫を強くすることがとても重要なのです。

新しい感染症に関しては特に、学習した情報を活用する獲得免疫よりも、とにかく異物

を攻撃する自然免疫の功績が大きいと考えます。

獲得免疫は確かに決まった敵に対しては大きな攻撃力を持ちますが、事前情報がない敵とはうまく戦えません。専用の武器（抗体）を作ったことがない敵とは、うまい戦い方が分からないのです。

その点、自然免疫は敵とみなしたものは誰かれかまわず即座に攻撃するので、たとえ初めて見るウイルスであっても撃退できます。あとで獲得免疫の力を必要とすることになったとしても、それまでできるだけ敵にダメージを与えるよう頑張ってくれます。

腸は病原体の侵入をはばむ「最後のとりで」

自然免疫はおもに皮膚や粘膜組織にあります。外の世界と触れていて粘膜のある部位といえば、口や鼻、目が思い浮かべやすいと思います。

しかしこのほかにも重要なのが、「内なる外（内側にありながら外側に通じている部分）」と呼ばれる腸です。腸には、全身の免疫の約7割が存在するともいわれています。

人間の体では、食べ物の通り道である消化器官は口から始まり、食道や胃、小腸や大

［図表４］　腸内のパイエル板とIgA抗体

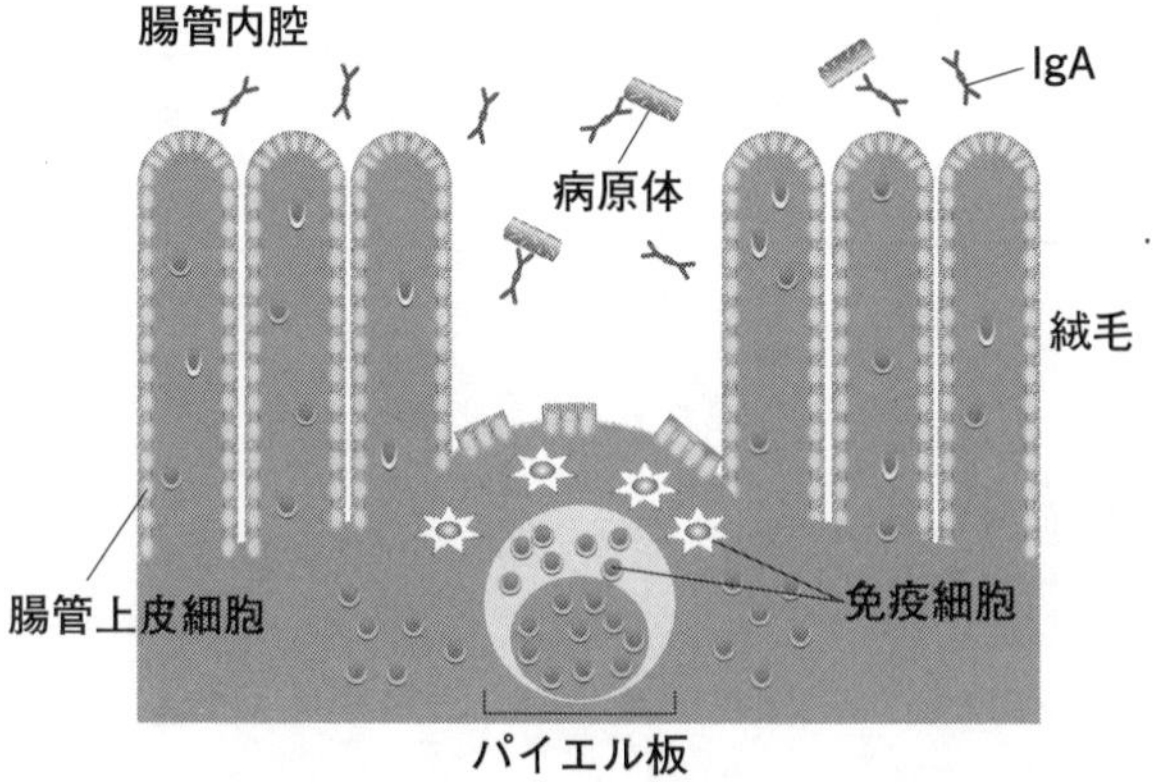

パイエル板は小腸、特に回腸の上皮にある組織。
主要な免疫細胞が集まっており病原体を排除したり、IgA抗体がつくられたりする。

参考：Leave a Nest HP

腸、肛門に至るまで一本の管になっています。胃腸など体の内部を通っている「管」も体の内側にありながら、体の外側にも通じています。

病原菌やウイルスの多くは呼吸や食べ物とともに口から体内に入ってきます。多くは胃の消化液で殺菌されますが、なかには生き残って腸にまで達するものもあります。腸には体に大切な栄養も入ってくる一方、殺菌力の強い消化液でも死なない生命力の強い病原菌やウイルスなど、体に悪い物質も集まってきやすいというわけです。

腸はとても長い器官で、7~9メートルにも及びます。表面積は大腸で約100平方メートル、小腸で約200平方メートルにもなり、小腸だけでテニスコート一面分もの面積になるのです。

こんなに広い腸へ、なかなか死ににくい病原菌がたどり着くことになります。腸はそれらの病原体が体の中へ悪い影響を広げないよう阻止する「最後のとりで」となります。そのため強固な免疫でガードされているのです。

腸だけが持つ特殊な免疫組織もあります。腸の内側は、栄養分を吸収する絨毛といわれる突起物でおおわれていて、その間にはパイエル板と呼ばれる場所があります。パイエル板では免疫細胞がたくさん待機して、自然免疫だけでなく、病原菌に対抗するための「IgA抗体」も作っています。

人間の体の中には、IgA抗体を含めて全部で5種類の抗体があり、そのほとんどに決まった役割があります。例えばIgE抗体という抗体はアレルギーに関連しており、IgE抗体の中でもダニ担当、花粉担当といったように役割分担があるのです。

ところがそれらの5つの抗体の中で、IgA抗体には決まった相手がおらず、さまざまな病原体を殺すことができます。腸以外にも口や鼻、目に多く、そのオールマイティーな能力を使って最前線で戦っています。

そんな重要な抗体を作っている腸は、いわば体の中の治安を守る本拠地のような存在なのです。

腸は脳に指令を出すこともできる「第二の脳」

腸については、ほかにも重要な役割が明らかになってきています。脳のように腸内にも神経細胞があって、体に排泄を促す指令を出しているのです。

人間の精神状態などを神経細胞が電気信号に変換し、細胞同士でやりとりすることで、体の筋肉や臓器を動かしたりします。神経細胞の大部分は脳にあるのですが、脳に次いで、神経細胞が多く存在するのが実は腸です。そのため、腸は第二の脳とも呼ばれていて、脳とは別に、臓器に指令を出すことができるのです。

消化された食べ物が腸を通ると、近くにある神経細胞が感知して、腸の筋肉を動かすための指令を出します。それによって腸管が広がったり、縮まったりして内容物が動くのです。

また、腸の神経細胞は食中毒などの危険を察知する機能も持っています。人間は目視で確認するだけだと、病原菌が付着していても気づかず口にしてしまうことがあります。気づかぬうちに体内に病原菌が入り込んだとき、体外に排出したり無毒化したりする機能を持っているのは、脳ではなく腸なのです。

腸は脳とも密接に関係し、連動していることが分かっています。これを脳腸相関といいます。緊張したときにお腹が痛くなってトイレに行きたくなるのは、脳が不安やストレスを感じるとそれが信号となって腸にも伝わるからです。その結果、腸の運動に影響し、お腹がごろごろして痛くなるのです。

昔は、「腹」に心があると考えられていました。だから意図や心づもり、感情を表すことわざや言い回しの多くに腹が使われたのです。腹が立つ、腹黒い、腹を割って話す、腹をくくる、腹心の友など、今でもよく使われているものばかりです。昔の人は科学的な証明などされていなくても、お腹と心はつながっていることを感覚として分かっていたのです。

［第3章］

免疫力は生活習慣で決まる
新型コロナ発症を抑制したのは
「毎日の食」だった!?

野菜サラダが教えてくれたこと

「子どもの頃から風邪をひきやすくて」「お腹をくだしやすいたちでね」など、誰でも一つや二つ昔から持っている体の悩みはあると思います。決して老人に限ったことではなく、今は子どもでも腰痛や肩こりを訴える時代といいます。20代や30代の若者でも、長いこと不快な症状に悩まされている人は多い気がします。

昔の私もその一人でした。しょっちゅう風邪をひいていて、花粉症にも悩まされていました。「確か両親も風邪をひきやすいと言っていたなあ、これは遺伝なんだろう」と一人納得していました。年々ひどくなる花粉症も、体質的なもので仕方ないと思い込んでいました。体調不良や病気は生まれ持ってのものだからどうしようもないとずっと思っていたのです。

仕事が忙しくなってからはすぐにイライラするなどメンタル面での不調も自覚していましたが、自分の性格のせいで治しようがないとも思っていました。

ところが、私はある出会いをきっかけにそんな考えを改めるようになったのです。

それが野菜サラダでした。毎日野菜サラダを食べるようになって大きな発見がありました。それまで私は、野菜嫌いとまではいかないまでも、わざわざ食べようとはしませんでした。仕事が忙しいことを言い訳に、日々の食事はファストフードやインスタント食ばかりでした。ハンバーガーやフライドチキン、どんぶりもの、カレーにパスタなどを食べて「お腹が満たされればいい。何を食べても同じ」と思っていたのです。野菜のメニューはほとんど登場しませんでした。

しかしある時期から毎朝野菜サラダを食べるようになりました。続けているうちに、長年「生まれつき」と思っていた不調や不快感が消えていったのです。イライラすることもいつの間にかなくなっていました。病気にかかりにくくなっただけでなく、心身の状態がいつも安定するようになりました。やる気も出るし集中力も上がるので、仕事の効率も上がってきていると実感しています。若い頃のほうが疲れやすく寝起きも寝つきも悪かったな、と今振り返ってみても思います。

野菜サラダで、体も心も人生までも変われるなんて！　もっと深く追求する価値がありそうだと思いました。私は健康と食との関係をいろいろ調べるようになったのです。

病気のかかりやすさは「生まれつき」？

幼い頃から悩みの種になる不調や健康不安が親も同じとなると、その不調は一見遺伝子のせいに見え、改善できないもののように思えます。

遺伝子はよく身体の「設計図」に例えられます。その人の顔かたち、体質などを特徴づける情報が詰まっていて、基本的には一生変わることはありません。

遺伝子はまぎれもなく両親から、そして先祖から受けつがれているものです。しかしどんなに親そっくりだといわれる人も、顔かたちや体質のすべてが両親とまったく同じだという人はいないと思います。

一卵性双生児のように遺伝子情報が同じとされる二人でも体質まで完全に一致していることはありません。よくいわれるのは、一卵性双生児でも指紋が違うということです。姿かたちや性格がよく似ていてもどこかしら違う点があり、個性があるものです。

病気もこれと同じで、遺伝子が同じだからといって同じ病気にかかるわけではありません。確かに病気のなかには遺伝の影響が強いものもありますが、親がそうだったから子ども必ずかかるというものではないといえます。

病気が発症するかしないかは、持って生まれた遺伝子だけで決まるわけではありません。病気が発症する大きな要因はむしろ、遺伝子はどうあれ、生きている間に発症の条件が整うことです。

食べることが好きな人が食べすぎて肥満になり糖尿病を発症する。若い頃スポーツで足腰を酷使してきた人が歳をとると関節が変形してしまう。これらに遺伝の影響がまったくないとは言い切れませんが、少なくとも生活習慣が大きな要因の一つだということは確実です。

生まれたあとの生活環境などの要因が遺伝子にどう影響を与えるのかを研究する、「エピジェネティクス」という学問があります。エピは「エピローグ」などと同じで「後ろの」という意味を持ちます。ジェネティクスは「遺伝学」です。

この遺伝子の研究分野に、ＤＮＡスイッチという言葉があります。遺伝子にはスイッチのようにオン・オフをする機能があって、スイッチが切ってあるうちは特徴が表れることはなく、オンになることで実際に影響が表れるという考え方です。オン・オフによって体質が変わり、病気の発症しやすさに影響するということです。仮に約2万個といわれているヒトの遺伝子のすべてがオン、オフのスイッチを持っているとすれば、遺伝子の発現パターンは理論上では2の2万乗となり、6000桁以上の途方もない天文学的な数字です。

遺伝子のオン・オフは、残念ながら自分の意志でコントロールすることはできません。しかしエピジェネティクスの考えによれば、私たちが普段どのように生活するかはDNAに大きく影響する可能性があります。私たちのさまざまな活動によって体内に化学変化が起こり、遺伝子にも影響するのです。つまり食生活や運動習慣、環境汚染、ストレスなどがスイッチのオン、オフに影響するということです。

病気も環境によって、DNAスイッチのオン、オフが切り替わり、発症の有無が決まると考えられています。その影響度合いは遺伝子3：環境要因7ともいわれています。

裏を返せば、風邪をひきやすいのもお腹をくだしやすいのも7割の環境が影響しているということです。自分の環境に目を向けて見直すことで、DNAスイッチをコントロールし、発症リスクを抑えることは可能だということになります。生まれつき遺伝のせいで今後も改善できないなどと、悲観的になる必要はないのです。

免疫力も後天的に変化する

免疫力、特に自然免疫は生まれたときから備わっている力で、個人差は確かにあります。しかし生まれながらに持っている免疫力の高さは一生変わらないわけではありません。「昔は病弱だったけれど今は健康で医者いらず」という人がたくさんいるように、免疫力も生活習慣次第で上がったり下がったりするのです。例えば皮膚がかさかさしやすい乾燥肌の人は、すぐかゆくなったり肌荒れしたりします。バリア機能という皮膚を守るための免疫力が低いからといえます。バリア機能が低下すると皮膚の中の水分が出ていきやすくなり、乾燥してカサカサするのです。

そのような場合は、皮膚をできるだけ外気にさらさないようにしたり、皮膚にハンドクリームなどで油分を補給したりすると皮膚の水分が保たれ、かゆみや肌荒れが減ってきます。免疫力が低いから何をしても無駄ということは決してないのです。生活習慣等の工夫で免疫力の低さを補うことができます。

免疫力が低下するということは、細菌やウイルスと戦う力が弱まっているということです。免疫を担う細胞が少なくなったり、うまく機能できなくなったりしている状態です。

生まれつき体が丈夫で病気にかかりにくい体質でも、暴飲暴食や不規則な生活を続けたり、ストレス過多な日々を送ったりすると免疫力は下がります。

また、がんの治療中や糖尿病など基礎疾患がある人は、薬の副作用や血糖値が高いことや合併症などが理由で免疫力が下がりやすくなります。新たなウイルスや細菌などの病原体が忍び込む隙がたくさんあるということです。新型コロナで基礎疾患があると感染リスクが高かったり重症化しやすかったりするのはこのためといえます。

「自分は病気も持っていないし、健康的なライフスタイルだから免疫力はこれからもばっちり」と安心した人もいるかもしれませんが、免疫力は20代がピークでそれ以降は徐々に下がっていきます。どれだけ下がるかには個人差がありますが、40代でピーク時の約半分になるともいわれています。これは加齢によって免疫細胞を作る力が弱まるからだといわれています。

しかし加齢によって誰もが免疫力が下がるのと同様に、免疫力を高められる可能性も誰もが持っているのです。備えあれば憂いなしといいます。新型コロナウイルスのような未知の病原体が現れたときに慌てないためにも、そして常日頃の健康を維持するためにも、免疫力アップを意識した生活を心掛けるべきなのです。

免疫力アップは「腸」がカギ

私たちの体は何十兆もの細胞からできています。免疫システムもさまざまな細胞や細胞が活動した結果作り出される物質によって作られています。

細胞は普段私たちが食べたもので作られています。細胞には、核や細胞膜、ミトコンドリアなどいくつもの器官があります。細胞分裂を繰り返しながら新しい細胞に生まれ変わります。

健康を保つには健康な細胞が必要で、そのためには細胞の機能を十分に発揮できるだけの栄養が必要です。免疫細胞も例外ではありません。栄養を摂って元気な免疫細胞にならなければ、そのパワーを十分に発揮することはできないのです。

だからこそ栄養を吸収する臓器である「腸」が免疫力にとって大事なのです。腸は人体で最大といわれる免疫組織を持つとともに、その免疫を高めるのに欠かせない機能を持つ点でも大注目の臓器なのです。

近年腸に関する研究は大きく進歩していて、そのなかで免疫と腸との深い関係も分かってきました。カギとなるのがメディアにも盛んに取り上げられている腸内細菌です。

細菌と聞くと、体に有害なものというネガティブなイメージを持たれがちですが、実は体に良い作用をおよぼすものもたくさんあります。

そもそも人間は細菌とともに生きています。口腔、消化管、気道、皮膚、泌尿・生殖器などには500種類以上、100兆から1000兆個にも及ぶ細菌がいるのです。人間の細胞が数十兆のレベルですから、その数がいかに膨大か分かります。

なかでも多くの細菌が存在しているのが腸、特に大腸です。重さでいえば約1~1・5kgもあり、種類も数も体の中で最大です。電子顕微鏡で見るとお花畑のように密集していることから「腸内フローラ」といわれます。

「腸内細菌」というと、そういう名前の一種類の細菌と誤解されがちなのですが、実際には500種類以上もの菌の集団です。腸内フローラは、遺伝子レベルで解析できる技術が生まれた2000年代以降、飛躍的に解明が進んできた新しい研究分野です。

腸内細菌はただ腸内に寄生しているわけではありません。私たちの体とはいわばギブアンドテイクの関係性を保っています。

腸はただ栄養吸収と排泄のための器官と長らく考えられていましたが、ここ数十年の研究により腸内で私たちの健康に関係するさまざまな物質がつくられていることが分かってきたのです。

その主役たちこそが、腸内細菌です。

粘膜に多く存在する自然免疫細胞はIgA抗体という武器を持っており、とりわけ腸にたくさんあることが分かっています。なぜなら腸内細菌がIgA抗体をとても多く作る場所だからです。腸内細菌は免疫細胞を元気にし、抗体をつくる手助けをすることが分かってきています。

また、全身の多くの臓器とネットワークをつくりそれぞれの臓器の働きもコントロールしているのです。肝臓でつくられるコレステロールや尿素は腸内細菌でつくられる酵素でメッセージ物質を各臓器に送って調整しています。

臓器同士がコミュニケーションをとりながら連携して生命活動を行っているなかで、腸は司令塔だといえます。

腸内フローラは体内の「社会」

腸内フローラのもう一つの大きな特徴は、腸内で一つの「社会」をつくっているということです。私たちの社会にもさまざまな職業、さまざまな立場の人間がいて、それぞれとの関わりのなかで生活しています。それと同じことが腸の中でも繰り広げられているイメージです。決してそれぞれ好き勝手に活動しているわけではないのです。

私たちも関わる人が多ければ多いほど人間関係が複雑になっていくものですが、腸内細菌も同じで、互いに助け合い競い合っています。あの菌はこの菌とは協力し合いうまくやっていけるが、別の菌とは反発し合うなど、複雑に絡み合いながら腸の中である種の生態系をつくっています。

さらに体のほかの細胞ともやりとりをしながら、私たちの健康や疾病に大きな影響を与えていることが解明されつつあります。


一人ひとりの顔や体形が違うのと同じように、どんな腸内細菌がどれだけいるかも人によって違います。存在している菌の量や種類が多いほどいろいろな栄養素を取り込むことができ、菌がつくりだす物質のバリエーションも豊富になります。

腸内細菌はIgA抗体をはじめ体に役立つさまざまな物質を作りだしてくれます。しかしこれはあくまで腸内環境が良好な場合です。菌の数が少なかったり種類が少なく偏りがあったりすると、菌がつくりだす物質にも偏りができます。そして健康に悪い影響をもたらす恐れがあります。

例えばウェルシュ菌という腸内細菌は、食べ物に含まれる動物性タンパク質を食べて有害物質を出します。この物質には発がん性があり、長く大腸の中にとどまることで大腸がんのリスクが高まるとされています。

菌がつくりだす物質は腸管から各臓器や組織へと運ばれます。有害物質も腸にとどまらず肝臓へ流れていったり、血液に混じって全身に運ばれてしまったりすることがあります。そして血糖値が常に高い状態にあることや高コレステロールといった生活習慣病の要因になるという説があります。

さらに近年ではもの忘れやパーキンソン病といった脳や神経系の病気に、腸内環境の悪化やつくられる有害物質が関係している可能性があるともいわれています。

こうしてみると、腸を健やかにして腸内細菌のバランスをとることがどんなに大切かがよく分かります。

好物＝腸内細菌の多数決？

菌の種類に偏りがあるとその多数派の菌が好む食べ物を欲しくなる、という面白い説もあります。

腸内細菌には糖類が好きな菌、繊維質が好きな菌といったようにそれぞれ好物があるといわれています。好き＝消化吸収しやすいと考えれば、多数派の菌が好む食べ物の傾向がその人の嗜好につながっていくとしても不思議ではありません。

例えばあなたが「食事会でもしようよ」と友人に声を掛けたとします。10人くらい集まって、どこか予約しようとなったときに、「イタリアンにする？　中華にする？」などと聞いて、多数決をするのはよくあることです。自分や誰か一人の希望を通すよりも、みんなの納得がいきスムーズにことが運ぶからです。腸内でもいろいろな好みを持つ菌がせめぎ合い、多数決で食べたいものが決まると考えられているのです。

腸内細菌の種類は普段好んでよく食べているものによって決まっていきます。食習慣という言葉があるように、いつもいつも食べていると、やがて食べないと物足らない、食べずにはいられなくなるものです。

それは腸内細菌たちが脳をあやつって、そのように思い込ませていると考えることもできます。腸からは神経系等を通じて脳にメッセージ物質が送られているとの説もあります。

ハンバーガーなどのファストフードをしょっちゅう食べていると、腸内細菌もそれを好む種類が多数派になっていきます。多数派になった腸内細菌はお気に入りの食べ物をさらに欲しがるようになり、脳へメッセージ物質を送ります。ハンバーガー好きな人が週に何度も食べたくなるのは腸からのメッセージ物質によって脳が操作されているといってもいいでしょう。

野菜サラダを毎日のように食べていれば、腸内細菌も野菜好きな種類が多数派になっていきます。そうすればもっと野菜を！とのメッセージ物質が脳へ送られ続けるので、野菜がないと物足らない、外食時にも野菜を必ず頼まずにはいられない、といった食習慣が身につくというわけです。

好き嫌いというほどではなくても今日はさっぱりしたものが食べたいとか、今は体が肉を欲しているとか、いつもは食後のデザートがお約束だけど今日は気分じゃないなど、その日の気分で食べたいものが変わることはよくあると思います。本人は「理由は分からないけれど、なんとなく」と思っているかもしれませんが、実は腸からのメッセージ物質で誘導されているのだと考えれば納得できる部分もあります。

現代人の腸内環境は悪化している

全身の免疫の7割を占める腸管免疫の力が高まると、さまざまな病気の予防や改善につながります。

しかし、残念ながら現代人の腸内環境は悪化傾向にあるといわれています。栄養バランスの悪い食事や運動不足、不規則な生活やストレスなどが原因だと考えられます。

なかでも栄養は、腸内細菌が活動するためのエネルギー源になります。もし腸内細菌にとって好ましくないものが入ってくれば腸管免疫が低下することになり、その結果、思わぬ不調を引き起こす可能性もあります。

そんななか、今問題視されているのが「腸もれ（リーキーガット症候群）」と呼ばれている現象です。

水もれ、雨もり、確認もれ、など「漏れる」という言葉はたいてい悪いニュアンスを含みます。何かが正しい場所から間違った場所へ抜け落ちていくという意味合いです。腸もれも、本当は腸からもれてはいけないものが体内へもれてしまう、大変な事態です。

腸の内側は粘膜でおおわれています。粘膜をつくる細胞は、健康な状態であればしっかりと細胞同士が結合しています。しかしコンビニ弁当やおにぎりなどの防腐剤や添加物の取り過ぎ、抗生物質、胃腸薬などを口に入れることが原因で腸の状態が悪くなると、腸壁を傷つけるような有害物質がつくられます。有害物質が腸壁を攻撃し、粘膜細胞がダメージを受け続けると、細胞同士の結合がゆるんできてしまいます。

そのゆるみから、本来腸内にあるべきものが体内へ出ていってしまうのが「腸もれ」です。健康な腸壁は例えるならお城の門のようなもので、人間の体に必要なものだけに門戸を開きます。門を通れるようになった栄養は腸壁に吸収されたあと、血液に溶け込んで全身を回り体を作るための材料になります。

腸内環境が悪くなり、腸壁の細胞が衰えると、その門が壊れてしまって有害物質や病原体、まだ消化されていない食物など、通してはいけないものまで通して体内へもれてしまうのです。

もれ出た有害物質や菌などは血流にのって全身に運ばれていきます。つまり有害なものが体のすみずみまで運搬されてしまうのです。

ただし、体もされるがままというわけではありません。腸もれによって体内をめぐる異物を敵だとみなして、免疫が攻撃をしかけます。しかし腸には常に食べたものが入っているため、腸もれが起こっていると、常に異物ももれ続けることになるのです。常に戦闘状態におかれている免疫は徐々に戦力が下がって、全身の免疫力はどんどん低くなってしまいます。

さらに、いつも免疫が働き続けているとその状態が普通になってしまい、免疫機能そのものが狂ってしまいます。本来攻撃しなくてもいい無害なものまで攻撃するアレルギー反応が起こりやすくなって、アレルギー疾患やアトピー性皮膚炎、または自己免疫疾患が悪化しかねません。

このようなアレルギー反応などが免疫の暴走によって起こることは知られていましたが、免疫が暴走する一つの原因として腸内環境の悪化があるのではないかという指摘も聞かれるようになってきました。

歴史の浅い食べ物は人体にとって異物になることも

生物は長い歴史のなかで、環境に適応できる種が生き残ってきました。私たちの体の仕組みも、環境に合わせて変化してきたのです。腸内細菌は、昔々の記憶を受けついで、自分たちになじみのある食物を分解する達人になっています。環境にぴったりと適応するために、とてつもなく長い時間がかかっています。

ですから逆に、初めて見る相手が来るとパニックを起こして混乱します。あまり食べたことのないものが体に入ってくるとうまく対応できずに、体調不良を起こしてしまうおそれがあるのです。

そもそも私たちの祖先は木の実や果物、魚や貝、獣などを食べていました。農耕が始まってからは麦や豆、米などを日常的に食べるようになりました。この頃からエネルギー源がそれまでのタンパク質や脂肪から糖質（炭水化物）主体へ変わっていったと考えられています。これが約1万年前～5000年前のことです。

魚介類や豆でたんぱく質を摂り、米で糖質を摂るという、いわゆる和食文化は1200年ほどの歴史があります。

そして現代になると、日本では食の欧米化という大きな変化が訪れました。

米国から小麦粉製品が大量に入り、学校給食に牛乳が取りいれられるなど乳製品の消費も増えました。これらは戦後のことです。

現在、小麦粉に含まれるグルテンが小腸を傷つけ炎症を起こすグルテン不耐症の人や、牛乳に含まれる乳糖が分解できずに消化不良を起こす人がいます。個人差はありますが腸内細菌が対応しきれない人がいるのも当然のことといえます。

近年は、遺伝子組み換え小麦も増えてきました。小麦や大豆などの遺伝子組み換え作物は、育てるときの人間の手間を減らしたり、コストを安くしたりする目的で開発されましたが、健康被害も問題になっています。

例えば小麦を育てるときに、人間が手で雑草をこまめに抜くのは大変です。強い除草剤をまこうと思っても、一緒に小麦も枯れてしまうのでできません。そこで、遺伝子を操作して除草剤に負けない強い小麦を作り、除草剤で雑草だけを枯らします。しかし、そうやって育った小麦には、雑草も枯れてしまうほど強力な除草剤がついていることになります。それらは強い毒性があり、大量にさらされるとがんの原因になったり、子どもができにくくなったり、子どもができても体や脳に障がいのある子どもになったりなどの深刻な問題が起こっています。

さらに、ここ50年ほどで新たに人類の食生活に加わったものとして、ハムなどの加工肉やはんぺんなどの水産加工品といった加工食品があります。加工食品には食材の発色を良くし、材料を長持ちさせるため添加物が多く含まれていることがあります。昔から伝統的に使われていた自然由来のものもありますが、多くは人間の手で新しく作り出された「合成食品添加物」で、腸内細菌にとってはまだなじみのない相手なのです。

加工しているから良くない、といいたいのではありません。例えば魚の干物や干し柿も加工ですが、それらは昔から日本の食卓にはなじみのあるもので、腸も適応できます。伝統的な大豆の加工食品というと、日本には古くから味噌や醤油、納豆などなじみのある食品が多いです。

もともと大豆にはフィチン酸などの毒素が含まれていて、消化不良やミネラル欠乏などを引き起こす場合がありますが、これらは発酵させると95%が破壊されることが分かっています。日本人は知らず知らずのうちに、体に合った優秀な食品を作り出してきたのです。

ここで問題にしているのは腸にとって歴史が浅く新しい食べ物のことです。

例えば最近流行っている食品の一つに大豆ミートがあります。環境にやさしいとか、体にいいというイメージでよく食べられているようです。しかし環境負荷はともかく、体にいいという点には、私は疑問をもっています。

大豆と肉は、本来まったく違うものです。どんなに料理が上手な人でも、大豆そのものを肉のようにするのは難しいでしょう。食感も味も栄養成分も、何もかもが違います。それを〝変身〟させるために、たくさんの添加物が使われているのです。

実際には大豆を分解してタンパク質にしてそれを加工して作るのですが、まず固めて肉のような形にし、肉特有のすじや脂身などもつくり、肉らしい香りや味、色、食感を出すために添加物が使われています。その種類は本当にたくさんあり、大豆ミートはいわば〝添加物のデパート〟のようなものです。これを体にいいものとして食べるというのはちょっと違うなと思うのです。環境にやさしいというのは確かにそうかもしれませんが、環境に悪い影響を与えないために体に悪いものを食べるというのはおかしいのではないかと思います。

アメリカの高級食料品スーパー、ホールフーズ・マーケットの創業者兼CEOのジョン・マッキー氏も、米国のビジネス専門ニュースチャンネルCNBCのなかで大豆ミートをはじめとするベジタリアン・ミート（ベジミート）は「環境にはいいけど体には悪い」

「かなり加工された食品を食べることが健康的だと私は思わない」と発言しています。

食品業界の重鎮ともいえる彼が、同じ食品業界のことをここまで批判しているのも、それほど加工食品の実態がひどいものだからなのだろうと思います。

近現代になって開発された加工食品は、健康とは別の都合が優先されているぶん、人体にとっては適応しきれないほど特殊な食材といえるでしょう。

「何を食べたって同じ」じゃない！

私は10年近くヘルスケア事業に携わっている立場上、よく知り合いから健康相談を受けます。

そんなとき必ず食生活のことを聞くようにしているのですが、スナック菓子やファストフード、コンビニデザートや菓子パンなどを自然に日常的に食べていると言います。

本人たちは口をそろえて「体調不良はストレスのせいかも」と言うのですが、私からしてみれば明らかに、食生活に問題があります。

でも、そう伝えても「別に、食べて調子が悪いわけではないし……」などと言って、ピンとこない様子です。なかには「食べ物なんて、何を食べたって同じじゃない?」と開き直る人もいました。それでいて「うつっぽい」「疲れやすい」「頭痛や肩こりがひどい」と嘆いているのです。中には「実家にいたときはよかったのに、一人暮らしを始めてから調子が悪くなった。ストレスかな」と言う人もいました。

私が思うにそれはストレスではなく、食事が原因です。

身体に良くないものを気づかないうちにたくさん食べたり、食べるものが偏ったりしているせいで、全身の免疫が悲鳴を上げているのです。

［第4章］

のべ1万件の食生活をＡＩが分析して見えてきた新型コロナ発症「した人の食事」「しなかった人の食事」

発症リスクを下げれば実害を回避できる

新型コロナは風邪やインフルエンザと比べると、症状が重かったり後遺症が出たりととてもやっかいで、人々の恐怖感や警戒心を強めることになりました。

しかし当然のことですが、感染しても症状が出なければ、重症化や後遺症、死んでしまうのではないかなどの心配はいりません。

新型コロナのおもな症状は味覚や嗅覚がなくなる、発熱、せき、だるさを感じるなどです。そういった症状が出ない人はまさか自分が感染しているなんて考えもしないと思います。毎日PCR検査をするのならともかく、自分が感染しているか否かは通常リアルタイムでは分かりません。発症して初めて「もしかしたら感染したかも」となるわけです。

ちなみにですが、最初は症状が出なくても少し経ってから症状が出る場合もあります。その割合は3割強との論文も出ています。仮にその数値が正しいとしても、約7割は無症状のまま終わるのです。

「発症しなければいいと言っても、ウイルスに感染していたら知らない間に他人にうつしてしまうのでは？」と疑問に思う人がいるかもしれませんが、最も権威があるとされる医学誌「ランセット」では症状がない人より症状がある人のほうが、4倍近くの感染力があるといわれています。そのほかの論文でも、症状がある人とない人とでは感染力の違いがあり、症状がある人からの感染力のほうが圧倒的に強いことが示されています。

これらの発表からも、発症リスクをいかに抑えるかが重要だと分かります。そしてもちろん医療機関にとっても、私たちが発症リスクを抑えることができれば重症者が減り、医療崩壊を防ぐことができます。

発症リスクが低いということは、感染したとしても症状が出る前にウイルスを体の外に追い出したことを意味します。この、ウイルスをどれだけ追い出せるかを左右するのが、ほかでもない免疫力です。そして、その免疫力に影響するのが、持って生まれた体質に加え、食生活をはじめとする生活習慣なのです。

そこで、普段の食事内容や生活習慣と、発症リスクの関係を調べれば、発症リスクを下げる食生活のヒントが得られるかもしれないと私は考えました。

コロナ発症リスクを「見える化」

発症リスクを下げる大切さが分かったとしても、そもそも何を食べればリスクは下がるのか分かっていなければ行動に移せません。

世間には、○○が免疫力を上げる、○○が体に良いといった情報は山ほどあります。しかしそれらのほとんどは、腸に良いとか、粘膜を鍛えるといった食べ物に含まれる栄養の機能から予想していわれているだけで、かなりあいまいです。

私は、健康全般ではなく新型コロナに限った食事との関係性を知りたいと思いました。

そこで考えたのが「見える化」です。

例えばランチに出かけたとき「健康セット」とか「ヘルシー御膳」などと書かれたメニューを見て「いかにも体に良さそう！」と注文するかもしれません。具体的にはなぜ、どんなふうに体に良いのかなどの詳しい説明がなくても、そこまで気にしない人が多いと思います。

でも、もし一食あたり350Kcalとか、野菜が15種類摂れるなどの具体的な説明や数字があったとしたら、肥満に悩んでいる人や野菜不足を気にしている人にとってはありがたいことでしょう。

それと同じように、新型コロナの発症リスクを下げたい人はこういった食事をすればよい、ということが一目で分かるようにしたいと私は考えました。食材ごとに新型コロナ発症リスクを下げる効果が分かったとしたら、日々の食事を考える際にも役立つはずです。

その「見える化」を得意とする技術こそが、今世界中でさまざまな分野に導入されている人工知能、つまりＡＩなのです。

無数のデータから「法則」を見つけるＡＩ

私とＡＩとの出会いは、１９８０年代半ばに公開された米国のＳＦファンタジー映画『ショート・サーキット』です。私が小学校5年生のときのことでした。ロボットがひょんなことから心を持つようになり、たくさんの試練を乗り越えながら冒険するストーリーで、機械が自分で考えたり感情を表したりすることに興味を持ちました。

その映画に「人工知能」という言葉が出てきたかどうかはよく覚えていませんが、機械が自分で物事を考えるようになるという考え方自体は、すでに1950年代からあったようです。

ＡＩは何度か流行を繰り返しています。1回目のブームは1950～1970年代で、ゲームやパズルなど簡単なルールのもとで問題を解いたり、人と対話したりするプログラムがつくられました。

1980年代に訪れた2回目のブームでは、パソコンに専門家の知識を教えてみようという取り組みがされました。しかし、教えなければいけないデータがとても多かったり、教えたことしかできなかったりと、限界があることが分かりました。人工知能といっても、人間のように自由にものを考えたり、柔軟に対応したりするのは難しかったということです。

2000年代以降の3回目のブームでは、人間が教え込まなくてもＡＩがデータを取り込みながら学習する「ディープラーニング」という技術が登場しました。一つひとつルールを教え込まなくても、ＡＩ自身が法則を見つけ出せるようになったのです。これによって、ＡＩはそれまでよりもたくさんのことができるようになりました。

例えば、いろいろな種類の動物が集まっている中で「猫」を見つける、という課題が与えられたとします。

昔のＡＩは、猫の体長、目の大きさ、鼻や口の位置、ひげの長さといった特徴を一つひとつ人間が教える必要がありました。しかし、ディープラーニングができるようになった今のＡＩは、猫とほかの動物の画像をただ読み込ませるだけで、猫の特徴を自分で学習し、ほかの動物との違いを見つけ出すことができるのです。

昔と比べると、今のＡＩはどんどん人間らしい思考や判断力を身に付けてきているように思えます。近頃はＡＩが人にとって代わるとか、ＡＩに仕事が奪われるとか、不安な意見もみられるようになってきています。

確かに、１９５０年代と比べればＡＩの技術は信じられないほど進歩しました。しかし、今のＡＩはまだまだ人間の代わりになれるほど精度が高くはありません。

現代のＡＩは、猫を見分けられるようになるためには1枚や2枚の写真では足りないので、とてもたくさんの画像を見せなければいけません。けれど人間なら、たとえ小さな子どもでも「これは猫さんだよ」と言いながら写真を何枚か見せれば、猫の特徴がつかめます。

またＡＩには「自分が何のために猫を識別するのか」という目的意識を自分で持つことができません。たとえＡＩにすごい能力があったとしても、人間から目的を与えられないと、その能力を自分の意思で活かすことができないのです。

反対に、たくさんのデータを短い時間で処理する能力は、人間よりもコンピュータのほうがはるかに優れています。ＡＩなら、人間が情報を一つひとつ確認している間に、多くのデータから法則を見つけ出せます。人間のように気が散ったり疲れたりしないので、「疲れて頭がぼーっとしてミスをした」とか「ほかに気をとられて遅くなった」ということもなく、淡々とデータだけを分析できるのです。

15万の食材データを集計

今回私はＡＩを活用して、新型コロナの感染リスクと食材の関係を調べてみようと考えました。そのためにまず、日本全国にいる１５００人の男女に、毎日よく食べている食品とその原材料をそれぞれ10個挙げてもらいました。また、回答者の年齢、性別、身長、体重、これまでにかかった病気、生活習慣のほか、新型コロナが陽性かどうかや新型コロナと思われる症状があるかどうかも入力してもらいました。

1つの食品でも10種類くらいは原材料があることが多いので、1500人×10食品×10原材料＝15万ものデータが集まりました。

データ集積や集計だけならAIでなくともパソコンで十分ですが、AIの腕の見せ所はここからです。私の会社がこれまでのヘルスケア事業で集めた1万人分のデータや、世界中の新型コロナに関する論文を読み込み、今回の食事の原材料調査の結果と照らし合わせる作業を優秀なスタッフたちと続けました。

このような大量のデータを使った集計作業は、人間が正確にすばやく行うのはとても難しいことです。今のAI技術がなければ、この調査は成立しませんでした。

「相関」と「因果」の違い

今回のおもな調査目的は、新型コロナの発症リスクと「相関」のある食材のリストアップです。相関とは、「お互いに影響し合っている関係」を指します。例えば、ある食材を食べた量が増えると発症リスクもそれにつれて高くなるというものです。

ただし、データのうえではその食材を食べた量と発症リスクがお互いに影響し合って変化するということが分かったとしても、食材そのものが発症リスクに直結しているとは限りません。

一方で、片方の変化がもう片方の変化に直結している、つまり原因と結果の関係を「因果関係」といいます。

例えば、「早起きする人は年収が高い」ことを示すデータがあるとします。これを因果関係があると見れば「年収が高い人は早起きである」ということが成り立ちます。

しかし、現実はそうとも言い切れません。年収が高い人は毎日とても忙しく、人より早起きして仕事をしなければいけないような立場の人ばかりなのかもしれません。あるいは年収の高い人はそもそも年齢が高く、睡眠が浅くて朝早く目が覚めてしまうのかもしれません。また実はぜんぜん関係がなく、偶然こういう結果になったということもあり得ます。「早起きする人は年収が高い」という因果関係を証明するためには、年収が低くて早起きしていない人たちを、これから早起きをする人と早起きをしない人の群に分けて、その後の年収の変化を見る必要があります。さらには年収が高い人で早起きしている人が早起きをやめると年収が減ることなども、見ていく必要があります。

相関関係のデータには、〝陰の仕掛け人〟が存在することもあります。

例えば、「ビールをたくさん飲む人は血圧が高い」ことを示すデータがあるとします。そういえば周囲にこういう知人や上司がいるなあと思い当たったとしても、先ほどの説明のように「ビールが血圧を上げている」とはいえません。

ビールが血圧を上げているのではなくて、ビールをたくさん飲む人はおつまみに塩辛いものを好んで食べるので、塩分の取りすぎで血圧が上がるという可能性もあるからです。この場合の陰の仕掛け人はおつまみであり、ビールは単に間接的に影響を与えているだけとなります。

相関関係と因果関係を混同すると、データを正しく読み解くことができず誤った結論になってしまうので要注意です。

すでにある研究で、確からしさを裏づける

今回のデータでＡＩが出しているのはあくまで「相関関係」です。そのため、ある原材料をたくさん摂っている人の新型コロナ発症リスクが高い、と出ても、その原材料がリスクを高めているかどうかまでは分かりません。

相関関係だけでは犯人さがしはできないのです。「関係がありそうだから怪しい」どまりです。もしかしたら本当に犯人かもしれませんが、潔白である可能性もあります。

もちろん、私たちも「これが犯人です！　これさえ摂らなければ新型コロナを発症しません！」といった結論が出せるなら、どんなにスッキリすることかと思います。もっとも、そのような食材が見つかったら世紀の大発見となりノーベル賞にノミネートされるかもしれません。

そのくらい、シロクロはっきりつけるのは難しいことなのです。

犯人と断定するには「証拠」が必要です。

食事が健康に与える影響を調べる多くの研究ではマウスが使われますが、マウスで得ら

れた結論が人間にもそのまま当てはまるとはいえません。あくまで人間への影響が知りたいのならば、人間を対象にした実験が必要です。

ある食品が新型コロナを発症させるという証拠を手に入れるには、たくさんの人を集めて、その食品を食べるグループと、まったく食べないグループに分け、しばらくその食事を続けてもらい、新型コロナを発症するかどうかを確認しなければいけません。そんなことは実現不可能ですし、協力者が新型コロナを発症してしまうリスクがある実験を行うことは、そもそも倫理的に問題です。さらにそのグループを入れ替えて、発症しなかったグループにも悪い物質を食べてもらうなどして、因果関係を確かめるテストが科学的には厳密なテストなのですが、実際には人に対してそのようなテストは行えません。

しかし、それでは食と新型コロナ発症との関係は何も分からないのか、といえばそうではありません。大人数の長期にわたる実験をしなくても、ある方法を使えば信頼性をより高めることができるのです。

それは、「すでに発表されている別の研究結果から関連付けて証明する」方法です。食品成分や、食品成分が体内に取り込まれて生成される物質と疾患の関係を調べた研究は世の中にたくさんあります。例えば、ＡＩが「甘いものをたくさん摂ると発症リスクが上がる」という回答を出すとします。ＡＩの回答はあくまでも相関関係を述べているだけなので、甘いものが原因なのだと証明できる根拠が必要になります。

一方で、糖尿病の患者は新型コロナ重症化リスクが高いという研究報告はすでに存在しています。糖尿病はすごく簡単にいうと「糖」をたくさん摂ることで血液中の糖の値が高くなることが原因です。甘いものには糖が多く含まれているので、ＡＩが出した「甘いものをたくさん摂ると発症リスクが上がる」という回答が研究結果と一致し、信頼性が高くなるということです。もちろんこれでも、絶対に悪い、すなわち犯人であると言い切ることはできません。しかし、かなり怪しいということはできます。

今回の分析は、犯人さがしが目的ではありません。目的はあくまでも、新型コロナ発症リスクを下げ、今よりも安心して生活できるようにすることです。そのためにも、怪しいものは避けておくのが安心です。発症リスクを下げられる可能性があるなら、そうしたほうがいいという考え方です。

その道しるべを今回、ＡＩが示してくれたのです。

ＡＩは「決めうち」しない

ＡＩには好き嫌いや思い込み、先入観などが一切ありません。人間のように手を抜くとか、その日の気分で判断が変わるということもありません。

例えば、トマトに対してどんなイメージがあるでしょうか。ビタミンＣが多そうだからということで、なんとなく健康に良さそうだと思っているのではないでしょうか。ちょっと健康に興味がある人ならリコピンと呼ばれる抗酸化成分が体にいいとか、そんな知識も持っているかもしれません。

ところが、今回のデータからは「市販のトマトソースを食べている人は新型コロナ発症リスクが高い」と出ているのです。不思議に思って調べていくと、「トマトソースとトマトは発症リスクの面では違う食べ物」ということに気づかされました。トマトソースと一口にいっても、市販のものにはトマトだけを使ったトマト１００％のものはまずありません。砂糖や、防腐剤などの添加物もいろいろ入っていますが、製品名としてはトマトソースとだけしか記載されません。ＡＩには、それらが健康に良いと考えられているなんて事前情報は入っていませんから、思い込みは入りません。客観的に、取り込んだデータだけで相関関係を割り出します。その結果、トマトソースを多く摂っている人の新型コロナ発症リスクが高いという結論をはじき出したのです。

ＡＩの使い手である人間が「この成分は体に良いだろう」と思っていたり、事前知識を得ていたりしても、ＡＩはそれをくみ取りません。だからこそ、客観的な分析ができるのです。

確かにＡＩのなかには、設計によって誰かに有利な結論が出るようになっているものがないとは言い切れません。良心的なメーカーならそういうことはないと思いますが、ＡＩも人間がつくるものですから、やろうと思えばＡＩのプログラムやデータサンプル、分析の仕方などを、都合の良いように設計することも不可能ではないのです。

その点、私は食品メーカーの者ではありませんし、どの食品メーカーとも利害関係はありません。マスクや除菌グッズなどの新型コロナ対策関連商品の取り扱いもありません。主観的になることも肩入れすることもいっさいなく、あくまで客観的に、ありとあらゆるものを平等に調べて新型コロナ発症との相関を出しています。

新型コロナ以前からヘルスケア分野で実績

健康と食との相関を明らかにし、人々の健康に役立てる事業は、コロナ禍以前の２０１４年から取り組んでいます。初期はおもにゲームのプログラミングなどを手掛けていた私が、なぜヘルスケアに目を向けるようになったのかというと、それには過去の苦い体験が関わっています。

私の会社は２００２年、数人の有志により産声を上げましたが、その後しばらくして、創立メンバーの親友の一人がうつ病になって退社してしまったのです。

このことに私は大きな衝撃を受けました。何事も立ち上げ時には苦労がつきもので、確かに私も含め、みな昼夜問わず働いていましたし、思うようにいかないこともありました。そんななかで彼は心身のバランスを崩してしまったのです。

もっと早く異変に気づいてあげられたらよかった、逆に自分が彼にとってのストレスのもとになっていたのだろうかと、私は何年も思い悩んでしまいました。そして、二度とこのようなことにならないために、うつ病についてもっと知っておくべきだと考え、いろいろ調べはじめたのです。

そうしたところ、いくつか興味深い研究論文を目にしました。それは、うつ病の発症や悪化にはかなりの割合で食事が関わっているとするものです。なかでも、起きたときに血糖値が低い状態になると強い倦怠感（だるい感じ）に襲われるといった、低血糖症と呼ばれる症状に着目しました。

そういえば彼は甘いものが大好きだったな、仕事中に飴やチョコをよく口に入れては「甘いものを食べると脳が働く」などと言っていたなと思い出しました。

今となっては、彼のつらさがうつ病だったのか、低血糖症によるものだったのかは確かめようがありません。しかし少なくとも、仕事上のストレスだけが不調の要因になるわけではなく、普段の食事内容も大きく関係しているのではないかという知識を必死に調べた結果として得たのは、私にとって大きな気づきでした。

現代社会はストレス社会ともいわれます。そして、うつ病患者も増えています。一方で職場環境については長時間労働やパワハラなどの理不尽な扱いには厳しい目が向けられるようになっています。それでもうつ病の患者は増え続けています。

果たしてストレスだけが悪者だろうかと考えていろいろ調べ、自分なりにたどり着いたのが「糖分の多い食事」だったのです。

ちなみに、最近の国内の研究でも糖と精神疾患との関係で興味深い報告がありました。福岡女子大学が行った研究で、甘いお菓子をたくさん食べている人ほどうつになるリスクが高いというものです。

国内の製造業で働く男女911人を対象に3年間、食生活とうつ状態を調査し、甘いお菓子を多く食べたチーム、少なかったチーム、中間のチームに分けると、多いチームでは少ないチームの1・78倍もうつ症状の出る確率が高いことが明らかになりました。

この出来事を受けて私は、病気を予防したり改善したりするのに役立つ食の情報を、ぜひ社会に発信していきたいと考えるようになりました。

そして、2014年から2019年にかけていくつかのアプリを開発し、多くのユーザーから反響を得ました。どのアプリも、AIの機能で健康情報や効果的な生活パターンを提案するという世界初のものです。

２０１７年には大阪市立大学と健康科学の共同研究のための合同会社も設立しました。同大学は健康科学を柱にしており、医学部はもちろんのこと、生活科学部、工学部など全学部で健康に関連した分野の研究に力を入れています。その共同研究の成果として、食品の原材料表示をもとにＡＩが健康度を判定するアプリをリリースしました。今回行った、新型コロナ発症リスクと食との相関の調査も、このシステムを応用したものです。

このように私の会社はコロナ禍の前から健康と食生活の関係について調査を進めており、データが蓄積されていました。そのなかに、飴をよく食べることがインフルエンザのリスクと関係しているとのデータもありました。そのときすでに糖分の多い食事は細胞の免疫力を下げることは広くいわれていましたが、私の会社の研究でも、飴をよく食べている人は年に1回以上、インフルエンザにかかりやすくなるリスクが９・６６倍になるといったデータが得られていたのです。飴はほとんどが糖質ですから、そればかり食べていればビタミンなどのほかの栄養素が不足しがちになり、消化吸収などの体の機能が落ちて体力低下につながります。また、糖質そのものを直接摂ると外敵から身を守ってくれる働きのある白血球の能力を低下させることが分かっており、免疫力も落としてしまいます。

これらによりインフルエンザにかかりやすくなることが考えられます。

２０２０年、新型コロナ大流行のなかで何か自分にできることはないかと考えていたときにこのデータがヒントとなりました。新型コロナもインフルエンザと同じくウイルスによる感染症なのだから、糖質の摂り過ぎが発症と関係しているのではないかと考えたのです。そこで調査を進めたところ、予想どおり関係性が判明しました。

そこで、糖質以外の食事内容や生活全般との関係も調べてみようということになり、ＡＩにより新型コロナを「発症した人」と「発症しなかった人」のデータを分析したところ、食生活や生活習慣によって発症リスクが変わることが分かったのです。〝感染予防から発症予防へ〟をコンセプトにした「Corona Lab（コロナラボ）」はこうした流れで誕生しました。

ここからは、一般社団法人 予防医療研究協会の苅部 淳先生からの見識もふまえて新型コロナ発症やその他の疾病リスクがある食品をみていきます。

ＡＩが教えてくれた、発症リスクの高い食事　その１「甘いもの」

次の表は、今回の調査で対象とした１５００人のうち、ＰＣＲ検査で新型コロナ陽性になった人が挙げた食品の原材料名を抜き出したものです。陽性になるということは、それだけで発症リスクが高いといえますので、ここに名前が多く挙がっている食材や添加物等は相関が高いということになります。

これらは食品パッケージに小さな字で記載されており、普段、私たちはあまり注意して見ない部分です。細かく一つひとつの原材料をチェックしている人は少ないでしょう。それだけに、これだけぱっと見ても、食品のイメージがわかないかもしれません。しかし例えば、新型コロナ陽性となったＡさんの原材料をよく見ると、ＡＩでなくても添加物が多く入った甘いお菓子などをよく食べていると感じると思います。ＡＩは原材料名をデータの要素として取り込み、集計し、発症リスクとの相関を割り出しています。

その結果、多くの添加物や糖などと新型コロナ発症リスクに高い相関があることが判明

［図表５］　PCR 陽性者の食品原材料

Aさん			
原材料1	原材料2	原材料3	原材料4
ココアクッキー、砂糖、植物油脂、小麦粉、乳糖、全粉乳、脱脂粉乳、ココアパウダー、カカオマス、ショートニング、ココアバター、食塩、ホエイパウダー、甘味料(ソルビトール)、膨張剤、乳化剤、卵殻カルシウム、香料、(原材料の一部に大豆を含む)	小麦粉、砂糖、植物油脂、ココアパウダー、コーンスターチ、全粉乳、緑茶パウダー、ホエイパウダー、食塩、膨張剤、乳化剤、香料、酸化防止剤(V.E、V.C)、(原材料の一部に小麦・乳成分・大豆を含む)	砂糖、小麦粉、カカオマス、植物油脂、全粉乳、ココアバター、乳糖、ショートニング、練乳パウダー、脱脂粉乳、異性化液糖、クリームパウダー、麦芽エキス、イースト、食塩、乳化剤(大豆を含む)、膨張剤、香料	果糖ぶどう糖液糖、ローヤルゼリー、高麗人参エキス、クエン酸、香料、ビタミンC、ナイアシン、ビタミンB2、ビタミンB6、ビタミンP、フェニルアラニン、イソロイシン、スレオニン、グルタミン酸Na
原材料5	原材料6	原材料7	原材料8
レモン、果糖ぶどう糖液糖、スピリッツ、食塩／炭酸、香料、酸味料、酸化防止剤(ビタミンC)	緑茶(国産)／ビタミンC、酵母粉末	じゃがいも(遺伝子組み換えでない)、植物油、食塩、昆布エキスパウダー、デキストリン、調味料(アミノ酸等)	砂糖類(果糖ぶどう糖液糖、砂糖)、香料、酸味料
原材料9	原材料10		
緑茶(日本)／ビタミンC	レモンエキス(レモン(瀬戸内産))／炭酸、香料、酸味料		

Bさん			
原材料1	原材料2	原材料3	原材料4
[たれ]たん白加水分解物、砂糖、ぶどう糖果糖液糖、しょうゆ(大豆・小麦を含む)、醸造酢、かつお節エキス、発酵調味料、食塩、昆布エキス、魚貝エキス／調味料(アミノ酸等)、酒精、ビタミンB1[からし]からし、食塩、還元水あめ／酸味料、着色料(ウコン)、増粘多糖類、香辛料抽出物	食用とうもろこし油(国内製造)、赤唐辛子、フライドガーリック、食用ごま油、オニオンパウダー、食塩、砂糖、粉末醤油、ラージャン(赤唐辛子、食塩、米)、フライドオニオン、アーモンド、すりごま／調味料(アミノ酸等)、酸化防止剤(V.E)、(一部に小麦・アーモンド・ごま・大豆を含む)	豚肉(輸入又は国産(５％未満))、豚脂肪、糖類(水あめ、砂糖)、食塩、香辛料／調味料(アミノ酸等)、リン酸塩(Na)、酸化防止剤(ビタミンC)、pH調整剤、発色剤(亜硝酸Na)、(一部に豚肉を含む)	カカオマス、アーモンド、砂糖、ココアパウダー、ココアバター、植物油脂、還元水あめ／乳化剤、香料、光沢剤、(一部に乳成分・アーモンド・大豆を含む)
原材料5	原材料6	原材料7	原材料8
乳製品、ストロベリー果肉、糖類(砂糖、転化糖)、濃縮にんじん／増粘剤(加工でんぷん、増粘多糖類)、酸味料、香料、クエン酸カルシウム、(一部に乳製品を含む)	ナチュラルチーズ、酵母エキス／乳化剤、香料、くん液、パプリカ色素	鮭(国産)、鮭中骨(国産)、植物油脂、食塩、鮭エキス／調味料(アミノ酸等)、着色料(黄色５号、赤色102号)、(一部に鮭・大豆を含む)	小麦粉、砂糖、ショートニング、脱脂粉乳、食塩、イースト、卵／アセロラ果汁、(一部に小麦粉・卵・乳成分を含む)
原材料9	原材料10		
しょうが(タイ)：漬け原材料[食塩、醸造酢]／酸味料、調味料(アミノ酸等)、保存料(ソルビン酸K)、着色料(赤102)	コーン油(国内製造)、バター、食用精製加工油脂、なたね油、食塩／カゼインNa、乳化剤、酸化防止剤(ビタミンE)、香料、着色料(β-カロテン)、(一部に乳成分・大豆を含む)		

［図表６］　糖と発症リスク（一部抜粋）

原材料名	オッズ比
ブドウ糖	6.8
乳糖	6.2
還元水飴	5.5
水飴	5.2
ソルビット	9.9
ステビア	8.2
マルチトール	8.1

したのです。

上表のオッズ比とは、ここではそれぞれの原材料を摂っている人は、摂っていない人に比べてどれだけ発症リスクが高いかを意味します。例えばブドウ糖でいうと、摂っている人のほうが摂っていない人よりも６・８倍発症リスクが高いということです。

ただしオッズ比はあくまでデータ上の数字であり、繰り返しになりますがこれだけでは因果関係の可能性を推測することはできても、断定はできません。しかし、糖をたくさん摂ると健康に良くないことは、メディアなどによってすでに広く知られています。代表的な病気が糖尿病であり糖尿病の人が新型コロナにかかると重症化しやすいことは、これまでに何度も報じられています。

国内の医療ビッグデータを用いた解析によると、糖尿病の治療薬を服薬している人の新型コロナ重症化リスクは、服用していない人の3・8倍にもなるという報告があり、糖尿病があると重症化しやすいことがデータで示されました。

米国における感染症の総合研究機関である米国疾病予防管理センター（Centers for Disease Control and Prevention：CDC）からも、新型コロナによる肺炎が重症化して集中治療室に入った人の内訳を調べたところ、糖尿病患者が3割以上を占めているとのレポートが公表されています。

死亡率についても、中国の18～75歳の新型コロナ患者7337人を対象にした調査で、糖尿病があり血糖コントロールが不良（血糖値が180mg／dLを超えることがある）な人の死亡率は、血糖コントロールが良好（血糖値が70～180mg／dLの範囲内に収まっている）な人の10倍にのぼるとの報告があります。

糖を多く摂取することは発症リスクにおいても良くない影響をもたらす可能性があると考えられます。このように、AIが導き出した回答はほかの研究データなどで関係性が裏付けられました。

糖尿病は、万病のもとであり全身病といわれます。しかし糖尿病にかかっていない人にはいまひとつ、どのような病気で何が怖いのかピンとこないかもしれません。

特に若い年代の人には糖尿病は中高年の病気と思われていて、自分はならない、関係ないと無関心の人が多いようです。私の周囲も「糖尿病？ おしっこに糖が混じる病気？」「食事のあとやたら眠くなると聞いたけど」くらいの認識しかない人が大半です。しかし私は、店先に行列してまで流行りのスイーツにとびつく若い年代にこそ、糖尿病のことをもっと知ってほしいのです。

糖尿病にはいくつかのタイプがあります。すい臓の細胞が壊れることでインスリンが出なくなるⅠ型と、過食などの生活習慣が影響するⅡ型が代表的です。ここではⅡ型について説明します。

糖は口から入って消化・吸収されると血流にのって肝臓へ、さらに肝臓から全身へと送られます。そして脳や筋肉をはじめ、体の各組織の細胞でエネルギー源として利用されます。

甘いものをたっぷり摂れば、血液中にも糖がたくさん溶け込むことになります。血液中の糖の濃度を血糖値といいます。血糖値を一定に保つため、通常はすい臓からインスリンというホルモンが出ています。しかし、糖の多い食生活を送っているとすい臓が疲れてしまい、インスリンの分泌が悪くなります。また、分泌されたインスリンの効き自体も弱くなってしまいます。こうして血糖値の高い状態が続くと、糖尿病になってしまうのです。

すい臓が疲れるといいましたが、それで痛みや熱が出るわけではありません。糖尿病になってもこれといった自覚症状は出ないのです。そのため軽症のうちは健康診断でひっかかったり、かかりつけ医に食事を注意されたりしても「どこも悪いところはないから」と危機感を持たない人がほとんどです。

しかし、すでに体の中は大変なことになっています。

健康な血管はしなやかで、通り道に障害物などなく血液をスムーズに通しますが、糖尿病になるとそうはいきません。糖まみれになった血液のために、血管が硬くもろくなり、血流が滞りやすくなったり途中で詰まったりしやすくなるのです。

血管は全身の臓器や組織に栄養や酸素を運ぶ道のようなものですから、糖尿病はつまり道が至るところで寸断されたり、渋滞を起こしたりしている状態です。これでは、体はたまったものではありません。

糖尿病は血管をはじめ、全身に取り返しのつかない病気を誘発してしまう恐ろしい病気なのです。なかでも怖いのが目が見えなくなる、足を切断しなくてはいけなくなる、といったことです。

目が見えなくなる原因として、緑内障の次に多いのが糖尿病による網膜症です。網膜は目の奥にある光を感じる組織のことで、目の細胞に栄養や酸素を届けるための血管が張り巡らされています。この血管は非常に細いので、糖尿病になるとこの血管が詰まって、やがて視力が低下し最悪の場合目が見えなくなります。

日本人の糖尿病患者の約15%が網膜症にかかっているとされ、患者数は140万人以上と推定されています（網膜ドットコム　糖尿病網膜症について）。自覚がないまま視力が落ちていき、これはおかしいと思ったときにはすでに取り返しがつかない、というケースも珍しくありません。

足の切断も非常に恐ろしいものです。糖尿病が進むと、神経障害や血流障害が起こります。神経も血液から酸素や栄養を受け取る必要がありますが、全身の血管が悪くなってしまう糖尿病では十分に行き届かず、神経の働きが低下したり、死んでしまったりするのです。神経障害がある場合、体の感覚が鈍くなってしまうため、けがやヤケドをしてもなかなか気づきにくくなります。足の裏や指などの目立たない場所ならば余計に気づけません。酷くなると足の裏にピンやクギが刺さっていても気づかない人もいるぐらいです。

健康な人ならすぐ治ってしまうような小さな傷も、糖尿病になると治りにくくなってしまいます。酷くなると神経も皮膚も壊死《えし》してしまい、皮膚や肉が溶けて骨が露出していても、神経障害があるため何も感じないという恐ろしい事態になってしまいます。そして気づいたときには、ほかの生きている組織を守るために切断するしかなくなってしまうのです。

このような事態は決して珍しくありません。欧米ではこうした足の病変が、糖尿病患者が入院するおもな理由に挙げられていますし、日本でも大規模な調査はないものの、糖尿病人口の増加や高齢化などを背景に近年増えているとされています。

血糖値の高い状態がこれだけ全身の組織に障害を与えるからには、免疫力の低下が起こらないわけがありません。

血糖値が高くなると、余分な糖が体をつくっているタンパク質と結びつき、細胞を劣化させてしまうことが分かっています。このときできるのがＡＧＥｓ（終末糖化産物）と呼ばれる物質で、一度体内にできるとなくなることはなく、体内にたまっていってしまいます。これが体内の老化を進めるとともに、活性酸素をつくりだし、体のさまざまな機能を低下させてしまいます。

免疫も例外ではありません。糖尿病になると、ウイルスが入ってきたときに食べて退治する免疫細胞の働きや、ウイルスを抑え込み無力化する抗体をつくる能力が弱くなってしまうことが分かっています。また、ウイルスの侵入を防ぐ役割を担う皮膚や粘膜も、ＡＧＥｓによる老化が進み、弱くなってしまうと考えられています。

糖尿病になっていないからといって生活習慣を改めずに、ケーキやチョコレート、パスタにピザ……と糖分をたくさん摂取する生活をしていると、知らない間に体に負担がかかっています。今、甘いものは日本の食生活にあふれていていつでも手にとることができてしまうだけに、意識して距離を置くようにして、特別なときにだけ食べるぐらいにするのが良いと思います。

「ゼロカロリー」の人工甘味料も危ない

最近は、血糖値対策として、糖分ゼロかごくわずかしか含まない人工甘味料を使用した食品も増えてきました。よく知られているものにはスクラロースやアスパルテームがあります。

●**スクラロース**…砂糖から生まれた低カロリーの甘味料。砂糖の600倍の甘さがある。体内での分解、代謝がされないため血糖値に影響しないとされている。

●**アスパルテーム**…砂糖の160～220倍の甘味を持つ。現在でも安全性について議論が分かれる人工甘味料。

人工甘味料はその字のとおり人工的につくられた糖であり、「ゼロカロリー」や「カロリーオフ」と表示される清涼飲料水やお菓子のほとんどにこうした人工甘味料が含まれています。種類によりますが砂糖よりも甘味がとても強く、ごく少ない量で甘味を感じられ

［図表７］　人工甘味料と新型コロナ発症が疑われる症状、オッズ比

コーンシロップ	12.1
37.5度以上の発熱	2.9
咳	3.8
呼吸困難	9.9
喉＋嗅覚	15.2
頭痛	2.6
発熱＋喉＋咳	3.1
発熱＋喉＋咳＋味覚	18.2
発熱＋喉＋咳＋味覚＋嗅覚	29.7
発熱＋喉＋咳＋嗅覚	22.6
味覚＋嗅覚	15.8
味覚異常	9.9
嗅覚異常	11.3

パラチノース	22.6
喉＋味覚	31.5
喉の痛み	8.6
頭痛	18.0
発熱＋喉＋咳＋嗅覚	39.4
嗅覚異常	15.6
ネオテーム	19.1
咳	33.3
頭痛	4.9
キシリトール	3.9
咳	3.8
呼吸困難	4.1
喉の痛み	5.1
頭痛	2.6
アセスルファムＫ	3.9
37.5度以上の発熱	2.8
咳	5.0

るので価格を安く抑えられ、飲料のほかにもパンや調味料などさまざまな商品に使われています。

●**ソルビット**…ジャガイモやトウモロコシなどのでんぷんを素につくられたブドウ糖を原料にしている。

●**ステビア**…砂糖の３００倍の甘さがある。カロリーは砂糖の１００分の１。

●**マルチトール**…トウモロコシ、小麦粉などを原料にした還元麦芽糖。

食品ラベルにゼロカロリー、カロリーオフと書いてあれば、いかにもヘルシーなイメージを受けるものです。糖も含まれていないのなら「糖尿病になる心配はないから大丈夫」と誰でも思うものです。

ところが、これは大きな落とし穴です。

ソルビット、ステビア、マルチトールも新型コロナ発症リスクと相関がある、とＡＩがはじき出しているのです。これらはすべて人工甘味料です。さらにデータを分析すると、ほかの多くの人工甘味料でも相関が指摘されました。

毎日お菓子やジュースを口にしている場合、人工甘味料を完全に断ち切ることは難しくなります。人工甘味料を口にする生活が続くと、人工甘味料を摂ることに脳が快感を覚えるようになるのです。

ブドウ糖（はちみつやフルーツなどに含まれている、自然界に存在する天然の糖）とサッカリン（化学的に作られた人工甘味料）をそれぞれマウスに与えると、サッカリンを与えられたマウスには糖をエネルギーに変えるときに異常が起こった、という研究報告があります。ヒトを対象にした研究でも、人工甘味料入りの清涼飲料水を習慣的に飲むグループと飲まないグループを調査したところ、習慣的に飲むグループのほうが糖尿病発症者が多く、リスクが高いとの結果が出ています。糖を含まないのに、人工甘味料によって糖尿病になってしまうのです。

そもそも甘いものを食べたいときは血糖値が下がっているときであり、いわば「体が甘いものを欲している」ときです。そのようなときに、甘味はあるのに血糖値を上げない人工甘味料を摂ると、いくら舌で甘味を感じても、肝心の血糖値は上がってこないということになります。つまり、体は欲しているのに糖分がこないので「これはおかしい、もっと甘いものが欲しい」との欲求がますます強くなってしまいます。それが続けば甘いものがないといられない依存の状態になり、人工甘味料以外の糖が入ったお菓子やジュースなど、日常的に甘いものを摂る習慣がついてしまうことにもなりかねません。

また、人工甘味料の強い甘味に慣れると、甘味に対する感覚が鈍くなってしまうため、もっと甘味の強いものを好んで摂ってしまう可能性も考えられます。辛いものでも慣れてしまうと、ほかの人がとても食べられないレベルの激辛でも口にできるようになるものですが、甘味も同じということです。

最近は、味覚を感じる細胞が舌だけでなく腸にも存在し、甘味を感じることで腸から分泌されるホルモンがインスリンの分泌や糖の吸収を促したりするとの説もあります。つまり甘いものに依存してしまうのも、糖が含まれていない人工甘味料で体の糖がエネルギーへ変換できず糖尿病になってしまうのも、腸が鍵になっていると考えられます。

アスリートのように大量のエネルギーが必要とされる人でない限り、お菓子のような強い甘味はなくとも、エネルギー源としての糖は米や野菜から摂るので十分です。わざわざ甘いものを食べる必要はないのです。

ただ私も大の甘いもの好きですので、どうしても甘いものが食べたいときがあります。そんなときは、必ず食べる前かあとに軽い運動をするようにしています。筋肉を動かすことで血液中の糖分が筋肉へと吸収されるので、血糖値の急上昇が抑えられます。糖尿病の予防にも有効です。

運動といってもジムなどで本格的に取り組む必要はなく、散歩や数分のスクワット、腕立て伏せのような軽い運動でも十分です。また、テレビを見るとしても座らず立っているだけでも良いですし、片付けや掃除など部屋の中をウロウロするだけでも効果があるといわれています。糖分を筋肉に吸収させるこの考え方は、スポーツマンの人にはパンプアップとして知られています。

ポイント 苅部医師より

人工甘味料は人間の体への影響よりも、作るときの手間や費用を抑えることや便利さを優先して作られた甘味成分です。もともと存在していたものではなく、人間によってつくられた成分のため、健康に悪い影響を与えてしまう可能性が高いです。

例えばコーンシロップは砂糖以上に吸収が早く血糖値が急に高くなるため、糖がエネルギーに変わるときに異常が起きてしまうことが明らかになっています。こうした人工甘味料を日常的に食べる生活に慣れてしまうと、摂らずにはいられない依存のような状態になる危険もあるとされています。

今ではたくさんの加工製品に使われているため、人工甘味料を避ける生活は難しいかもしれません。なるべく人工甘味料の種類の少ない食べ物を選ぶなど、摂る量を少しずつ減らすよう意識するだけでも健康に近づくことができると思います。

ＡＩが教えてくれた、発症リスクの高い食事　その２「悪い油」

油や脂肪も新型コロナ発症と関係があることが明らかになりました。新型コロナが疑われる症状との相関も次の図のように出ています。

今回得られたＡＩによるデータでは、原材料名から揚げ物やスナック菓子、菓子パンを多く摂っている人でコロナにかかるリスクが高いという結果が出ました。

揚げ物といえば油脂です。スナック菓子も油で加工されているものがほとんどですし、菓子パンも、生地とクリームなどのフィリング両方にたっぷりと油脂が使われています。

レストランやファストフードなど飲食を提供する業界にとっては原価をできるだけ安く抑えるためにも、揚げ物は腹持ちが良く見た目もボリュームが出て、味も良くなるので非常に都合が良いといえます。

［図表8］　油脂と発症リスク（一部抜粋）

原材料名	オッズ比
植物油	9.5
食用油脂※	8.6
コーン油	8.1
牛脂豚脂混合油	8.0
米油	7.9
なたね油	6.5
パーム油	6.4
マーガリン	6.0

※食用油脂とは、食用で使われる油全般を指し、マーガリンやショートニング、ラード、植物油などさまざまな油が該当する。食品の中には、原材料名に食用油脂とだけ記載があり、その詳細が不明なものもある。

［図表9］　油脂と新型コロナ発症が疑われる症状、オッズ比

とうもろこし油	20.0
咳	9.4
咳＋嗅覚	25.0
喉の痛み	12.6
頭痛	7.2
発熱＋喉＋咳＋味覚	29.7
発熱＋喉＋咳＋味覚＋嗅覚	43.9
発熱＋喉＋咳＋嗅覚	35.1
味覚＋嗅覚	15.7
味覚異常	9.6
嗅覚異常	11.8

コーン油	16.0
呼吸困難	16.0
味覚異常	16.0
ヒマワリ油	16.0
37.5度以上の発熱	8.6
発熱＋喉＋咳	23.5

そもそも脂質自体は人体にとってなくてはならない三大栄養素ですから、まったく摂らないわけにはいきません。しかし今の欧米化した食スタイルにおいては、不足よりも摂りすぎのほうが大きな問題です。

単に肥満のもとになるといったことだけでなく、過剰な油が体内でサビのように酸化して性質が変わり体に良くない影響をもたらすということもいわれています。

酸化した油が生き物の体の免疫システムを狂わせてしまうことについてはすでに多くの研究があります。例えばマウスに酸化した油を投与すると、24時間後には免疫細胞を多くつくりだす組織に異常が起こることが分かっています。

ＡＩで発症リスクが高いと出ているのも、こうした免疫力への悪影響を考えれば納得のいくところです。

さらに国内外の研究で、アクリルアミドという化学物質が、正常な細胞をがんに変化させてしまうことが分かっています。この物質はジャガイモや穀物を熱することでも発生することが分かっています。

国内の疫学調査では食品からアクリルアミドを摂った量と発がんとの関連性は今のとこ

ろ確認されていませんが、オランダで約2500人の女性を対象にした11年間に及ぶ疫学調査（2007年）では、アクリルアミドの摂取量が多いと発がんリスクが高まることが分かりました。これらを含めアクリルアミドの健康への影響については農林水産省のサイトでも見ることができます。

油脂を摂ってすぐがんになるということはないにしろ、揚げ物を多く摂らないにしたことはありません。体内でがん細胞が発生すれば免疫力がそれを退治するために使われますので、免疫力を余計に使わないためにも避ける必要があります。

加えて、糖と油脂がくっつくことで体内に「糖化」が起こります。揚げ物は天ぷら粉やパン粉などの糖類の衣をたっぷりの油で調理するわけですから、爆発的に糖化リスクが上がるのです。

油脂の種類によっては体に良くない影響をもたらすことが、複数の研究から明らかになってきています。

そのいちばん有名なものが〝トランス脂肪酸〟です。

トランス脂肪酸は、マーガリンやショートニング、業務用の油などを作る途中で生み出されます。肉類等にも自然から生み出されるトランス脂肪酸が含まれているのですが、問題視されているのは人工的につくられたトランス脂肪酸です。

トランス脂肪酸は、動脈を硬くしてしまうことが分かっていて、欧米では食品中のトランス脂肪酸の量の規制や表示を義務付けるといったことが行われています。

日本ではそうした国レベルでの対応は今のところありませんが、こうした研究やそれを受けての海外の動きを見れば、摂らないほうが健康にいいと考えられます。

今回のAIによる分析でも、マーガリンが新型コロナ発症リスクとの関係が強い原材料にピックアップされました。マーガリンは日本で最も身近な、トランス脂肪酸を含む油脂製品といえます。

ほかにもラードやバター、肉の脂身など、常温で固体の動物性油脂の多くは〝飽和脂肪酸〟といい、こちらも体内の炎症を悪化させてしまうことが分かってきています。外食や出来合いのお惣菜の揚げ物はラードを使っている場合も多いですし、コロッケやメンチカツ、焼き肉やロースカツなど、コンビニ弁当などでおなじみのメニューにも悪い油はつきものといっていいでしょう。

また、大豆油やコーン油などに豊富に含まれるオメガ6脂肪酸によって炎症を起こしやすい物質が合成されやすいことがわかっています。

このように、悪い油は種類によりそれ自体が炎症のもとになったり酸化により体に炎症を起こしたりし、免疫力の低下につながってしまうのが医学会の通説にはなっていましたが、今回の我々の調査でも裏付けが取れました。

一方で、体に良い油があるのも事実です。なかでも青魚に含まれるものや、エゴマ油やアマニ油などの植物性脂肪に含まれるオメガ3脂肪酸は炎症を抑える効果があるといわれています。大豆油やコーン油に含まれるオメガ6脂肪酸は血中のコレステロール濃度を下げるとされています。オメガ3脂肪酸もオメガ6脂肪酸も体にとって重要な役割を持つものの、体内では作ることができません。よって食事から摂る必要があります。オメガ3とのバランスが重要で、オメガ3：オメガ6＝1：2程度が理想とされています。

ＡＩが教えてくれた、発症リスクの高い食事　その３「乳製品」

今回のＡＩのデータ分析によると、チーズやヨーグルトなどの乳製品を多く摂っている人は摂っていない人よりも発症リスクが7倍も高いとの結果が出ています。

原料となる牛乳は、戦後日本の食糧不足の対策として学校給食に採用されたり、宅配や市販が進んだりして、日本の食卓になじみ深いものになっていきました。一般的にはタンパク質やカルシウムが豊富で、健康に良いイメージがあります。しかし時代が流れるにつれ、豊富とされるタンパク質も過剰に摂取してしまうと体に不調が起きるともいわれています。

そのタンパク質の名前はカゼインといい、牛乳のタンパク質の8割超を占めるともいわれています。カゼインを消化できる酵素を人間はあまり持っておらず、そのためにカゼインが腸で異物とされ、腸に炎症を起こす可能性が知られてきています。

炎症で腸のバリアが壊れ、不必要なものが体内に流れ込みそれが全身の至るところに炎症の元をつくることになります。また、腸内の免疫のバランスも崩れます。それによりアレルギーが起こる恐れが高くなってしまうのです。

［図表10］　乳製品と発症リスク

原材料名	オッズ比
乳等を主要原料とする食品	7.0
乳たんぱく	7.0

アレルギーといっても、食べてすぐかゆみや発疹、下痢などの異常が現れるのではなく、なんだかずっとお腹が痛かったり、頭痛や疲労感といった不調につながるものです。食べてから時間が経って現れ、長く続くのでなかなか原因が特定できずやっかいです。

そもそも牛の乳は子牛が飲むためのもので、子牛の体内で消化して吸収、活用されるのに適した成分になっているはずです。栄養豊富で人間も飲めるものだからといって、必ずしも人間にとっても同じように適しているとは限らないはずですが、戦後まもなくの貧しかった時代はそういってもいられなかったのでしょう。

牛乳や乳製品に含まれている乳糖は、小腸でつくられるラクターゼという酵素により分解されます。アジア人の9割以上が乳児期を過ぎるとこのラクターゼの量が減少し、あまり牛乳や乳製品を消化できなくなるといわれています（MSDマニュアル家庭版）。また、牛乳は撹拌というかき混ぜる作業や殺菌などの製品加工の過程でタンパク質が酸化しやすいので、消化がうまくできずにアレルギーのもとになることも考えられます。

医療機関で受診してもなかなか良くならず、長引く不調に悩まされている場合には、食物による遅延型アレルギーの可能性があります。

カゼインによる健康への悪影響はアレルギーの可能性だけにとどまりません。2020年、米国ロマリンダ大学から出された研究報告によると、がんにかかっていない北米の女性約5万3000人を対象に8年間追跡調査したところ、1日にわずか1／4～1／3カップの乳製品を摂ると乳がんリスクが30％増加することが分かったとのことです。さらに1日1カップでは50％、1日2～3カップでは70～80％も増加することも分かり、現在の米国で飲むといいといわれている牛乳の量（1日2～3カップ）に疑問が生まれる結果となりました。

また、米国と中国、英国の政府共同で行われた国際的な健康調査「チャイナ・スタディ」でも、米国女性の乳がん死亡率が中国女性の5倍であったことを受け、栄養学の権威T・コリン・キャンベル博士らが食事との関連を調べた結果、動物性タンパク質、特にカゼインの影響が大きいことが判明しています。

アレルギーは免疫システムの乱れから起こりますし、がんも、それを殺傷する免疫力が低ければ悪化します。やはり乳製品は免疫力に影響を及ぼすものであり、新型コロナ発症リスクとも関係があるといえるのです。

牛乳には確かに、筋肉の合成作用があることは分かっています。筋肉の合成に関わるという酵素が、牛乳等の動物性タンパク質が分解されてできるアミノ酸によって活性化されるのです。しかしこの酵素はがんの成長因子としても知られています。戦後日本で乳がん等のがん発症が増えた背景の一つに、乳製品の摂取量増加が指摘されるのはこのためです。また乳がんのほかに男性の前立腺がんのリスクについても指摘されるようになりました（佐藤章夫著『牛乳は子どもによくない』）。

AIが教えてくれた、発症リスクの高い食事　その4「小麦製品」

ＡＩの計算によると、パンやうどん、菓子類など、小麦製品を多く摂っている人は摂っていない人に比べて新型コロナ発症リスクが約8・8倍になるとの結果が出ました。

ここでの小麦製品とは、小麦粉だけでなく、小麦粉からつくられる添加物も含まれます。具体的には、小麦でん粉、小麦タンパク、小麦グルテンなどです。乳製品と同じように、腸に炎症を起こし遅延型アレルギーのもとになると考えられています。

近年、メディアなどで見聞きすることが多い「グルテン過敏症」もその一つです。パンやパスタなどのもちもちした食感は、小麦粉に含まれるグルテンというタンパク質の作用です。食べ応えがありおいしく感じるものですが、胃腸では消化されにくいことが知られています。消化が不完全なまま小腸で吸収されると、酵素の働きでアレルギーを起こしやすい物質に変化し、腸管にたくさんのガスや便がたまることでお腹の張りが起こる、疲労、頭痛などさまざまな症状のもとになります。また、アレルギーが起こると免疫のバランスが崩れ、体を守るために本来戦わなければならない病原体への攻撃力も落ちてしまいます。

ポイント 苅部医師より

近年では、小麦によって免疫に異常が起こり、小腸が攻撃を受け栄養の吸収が邪魔されるセリアック病という病が米国や欧州で増えていると話題になっています。セリアック病の患者数は、米国で1200万〜2600万人、全人口の3・7〜8・0%にのぼるとの報告もあります。

セリアック病は免疫力を低下させ、肺炎にかかりやすいとの報告もあります（Medical Note 2017年4月掲載）。こうしたことから、小麦製品が新型コロナ発症リスクにも影響するのではないかと推測されます。

このような危険性は少しずつ世間にも知られるようになり、グルテンオフ、グルテンフリーという言葉が盛んに聞かれるようになりました。小麦粉の代わりに米粉を使った麺やパンなどの商品はラインナップも充実してきています。

AIが教えてくれた、発症リスクの高い食事　その5「添加物」

今回のAIによるデータで糖と同様に添加物との相関が明らかになりました。

先ほど出てきたブドウ糖やショ糖、液糖、人工甘味料も味覚調整や保存性を高める目的で使用される添加物としています。これらは糖尿病を悪化させます。糖尿病が新型コロナ重症化に深く関係することは先に述べたとおりであり、添加物と新型コロナ発症リスクの相関は、このデータが示すとおりたいへん強いのではないかと考えます。

現在、国内では香料を含め８００種類以上の食品添加物の使用が認められています。そもそも添加物は塩漬けや干物、植物の実を使って色をつけるなど、加工を施し保存性を高めたり、彩りや味を良くしたりするために使用されていました。それが、安全性が確認できたものだけを使用する目的で法律が整備されて、国が認めたものだけが食品添加物として使用できる仕組みになっています。

現在は、飲み込む力が弱い高齢者のために、のどごしを良くするなどの加工にも添加物が使われるようになっています。本来はこのように消費者の食生活にとって便利であることが食品添加物の大前提なのです。

しかし実際は、良いことばかりではありません。食品添加物の安全性評価は、ラットなどの動物実験で行います。1回あるいは毎日与えた場合に起こる体の変化や、がんができるかどうか子どもができるかどうか、体や脳に障がいのある子どもができないかなどが調べられます。そこで問題ないと判断されると、1日に摂取してもよい量が検証されて、そ

[図表 11]　添加物と発症リスク

添加物	オッズ比	添加物	オッズ比
粉末状大豆たん白	17.8	乳等を主要原料とする食品	7.0
じゃがいもでん粉	17.3	乳たん白	7.0
チキンブイヨン	16.5	ベーキングパウダー	6.9
アントシアニン	13.4	炭酸カルシウム	6.9
膨張剤	13.1	ブドウ糖	6.8
ソルビット	9.9	光沢剤	6.6
キサンタン	9.7	なたね油	6.5
ソルビン酸 K	9.6	パーム油	6.4
植物油	9.5	昆布エキス	6.3
ソルビン酸	9.2	乳糖	6.2
食用油脂	8.6	ポークエキス	6.2
カロチノイド	8.5	甘草	6.2
ステビア	8.2	酵母エキス	6.1
でんぷん	8.2	クチナシ	6.1
澱粉	8.2	マーガリン	6.0
マルチトール	8.1	ゲル化剤	6.0
コーン油	8.1	たん白加水分解物	6.0
牛脂豚脂混合油	8.0	増粘剤	5.9
ビーフエキス	7.9	ペクチン	5.8
米油	7.9	発酵調味料	5.7
クチナシ色素	7.9	カラメル色素	5.7
アナトー色素	7.8	還元水飴	5.5
コーンスターチ	7.7	デキストリン	5.5
アラビアガム	7.5	水飴	5.2
ローズマリー抽出物	7.4	カラメル	5.1

の後に使用基準を設定するという流れです。

現代社会ではたくさんの食べ物にたくさんの食品添加物が使われているので、食品添加物を完全になくした食事はまず不可能です。普通に生活を続けるだけでも添加物を摂り続けることになります。

食品添加物の影響については、そうした期間限定の動物実験では明らかにならないこともあるのではないかと考えます。安全性試験で使われるラットたちはお腹が痛くなったり気分が悪くなったりなど不調を感じたとしても、言葉をしゃべれないので結果には表れないからです。

また人間はラットよりも体が大きいのに、ラットで害が出ない濃度なら人間も大丈夫だろうという考えにも疑問があります。例えば大量の添加物を与えられたラットが死んだり、不妊になったり、体や脳に障がいのある子どもが生まれたりした場合、ではどのくらいまで薄めればそうした問題が起こらないかを試験し、それをもとに人体にとっても安全とされる量を決めていきます。しかし、どんなに濃度を薄めたとしても、毒は毒です。「これは毒だけど薄めたから大丈夫」と言われても、口にする気にはなれないと思います。

[図表 12]　添加物と新型コロナ発症が疑われる症状、オッズ比

パラチノース	22.6
咳＋嗅覚	31.5
喉の痛み	8.6
頭痛	18.0
発熱＋喉＋咳＋嗅覚	39.4
嗅覚異常	15.6
ネオテーム	19.1
咳	33.3
頭痛	4.9
キシリトール	3.9
咳	3.8
呼吸困難	4.1
喉の痛み	5.1
頭痛	2.6
アセスルファム K	3.9
37.5度以上の発熱	2.8
咳	5.0
とうもろこし油	20.0
咳	9.4
喉＋嗅覚	25.0
喉の痛み	12.6
頭痛	7.2
発熱＋喉＋咳＋味覚	29.7
発熱＋喉＋咳＋味覚＋嗅覚	43.9
発熱＋喉＋咳＋嗅覚	35.1
味覚＋嗅覚	15.7
味覚異常	9.6
嗅覚異常	11.8

コーン油	16.0
呼吸困難	16.0
味覚異常	16.0
ヒマワリ油	10.0
37.5度以上の発熱	8.6
発熱＋喉＋咳	23.5
硝酸 K	20.6
37.5度以上の発熱	8.6
呼吸困難	34.8
頭痛	18.4
コーンシロップ	12.1
37.5度以上の発熱	2.9
咳	3.8
呼吸困難	9.9
喉＋嗅覚	15.2
頭痛	2.6
発熱＋喉＋咳	3.1
発熱＋喉＋咳＋味覚	18.2
発熱＋喉＋咳＋味覚＋嗅覚	29.7
発熱＋喉＋咳＋嗅覚	22.6
味覚＋嗅覚	15.8
味覚異常	9.9
嗅覚異常	11.3

ましてやラットの実験は限られた期間でしか行われませんが、その実験を経て認められた添加物を人間は何十年も摂り続けることになります。たとえ1回に摂る量はわずかだとしても、長期間摂り続けることで人体への影響はないのか、そこまでは検証されていません。

さらに私たちは1回の食事で複数の添加物を取り込んでいます。一つひとつの添加物の安全性は分かったとしても、それらが体内でどのように反応するかはテストされていませんので、安全とはとてもいえません。化学物質は2つ以上のものを混ぜただけで反応してまったく違う物質に変わるものもありますし、常温だった物質が体内では36度ぐらいに温められたり、胃の酸性下で反応したり、腸内での代謝で腸内細菌が違う物質に変えたり、体内のそれぞれの臓器に運ばれたときに臓器でも反応が起きたりします。また、それを何年も続けたときに何が起きるのかは誰にも分からず、まさに今人体で実験が続いているような状況なのです。

すでに加工肉の発色剤などに使われている食品添加物とタンパク質が結合すると発がん性物質になるという、複合的な作用で健康に被害が出る事例があります。

しかし800種類以上ある食品添加物のありとあらゆる組み合わせで検証することは、

今の技術では不可能です。健康被害が起こったあとや、研究者が「これは怪しいのではないか」などと仮説を立てた場合にだけ調べられるのです。

今回、ＡＩのデータで出た新型コロナ発症との相関も、免疫力の低下を招いているためなのか、体への害となる物質を作り出しているためなのか、それは今のところ分かりません。

私たちはこのように、分からないことだらけのなかで、深く考えないままぼんやりと毎日食品添加物を摂っているのです。

食品安全基本法では食品添加物のリスクを科学的に評価し、食品安全委員会や事業者、消費者など関係者全員で情報を共有し意見交換（リスクコミュニケーション）をすることによって安全性を保つとされています。一消費者としても、今後さらなる精度の高いリスク評価が行われていくことを期待します。

ポイント 苅部医師より

多くの海外先進国では添加物の物質名もきちんと並べて記載しているのに対し、日本では食品添加物の物質名が何かを細かく記載せず、「乳化剤」「酸味料」「pH調整剤」などと複数の原料をまとめて表示することができるようになっています。これが、実際私たちの口に何が入ってくるのかを分かりにくくし、また添加物に注意を払いにくい原因の一つになっていると考えます。

日本は食品の輸入大国ということもあり、原産の国がどこかとこだわりがちですが、実は海外のほうが添加物や農薬の規制は厳しく、日本は表示する義務がゆるいので、国民の知る権利を満たしているとはいえない現状があります。

国産の加工食品は無条件で安全と思い込まず、私たち一人ひとりがもっと原材料に興味や関心を持ち、厳しい目を持つ姿勢が大切です。

〝エリート〟は何を食べているか

私たちは「濃厚接触者なのにPCR陰性だった」人からもデータを集め、食の傾向がないか調べています。例えば家族が感染したのに本人はPCR陰性だったなど、濃厚接触でも感染しなかった人がいるのです。感染力の強いウイルスが近くにある状況でも感染しないということは、とても優秀な免疫システムに守られていると考えて〝エリート〟と名付

［図表 13］ “エリート” が食べている食材

食材	オッズ比	食材	オッズ比
豚ロース	46.0	ハチミツ	6.5
米ぬか	29.8	卵白	6.3
海藻	25.3	エゴマ	5.7
酒粕	23.0	ピーマン	5.7
グリンピース	22.1	ココナッツミルク	5.3
デーツ	19.3	わかめ	5.2
おから	16.0	ブロッコリー	5.2
あおさ	15.3	米こうじ	4.9
もずく	13.8	パセリ	4.9
エゴマ油	13.4	ケール	4.7
甘酒	12.5	はくさい	4.7
ブドウ	11.5	さつまいも	4.5
酢	11.5	小松菜	4.4
オリーブ油	10.4	ラズベリー	4.4
梅干し	10.3	かぼちゃ	4.1
ねぎ	9.4	アスパラガス	3.9
しらす	9.2	クレソン	3.8
リンゴ	8.8	セロリ	3.7
もち米	7.6	たまねぎ	3.6
ゴマ	6.9	みりん	3.5
さば	6.5	カシューナッツ	3.0
バナナ	6.5	紅茶	2.7

けました。

ここでのオッズ比は、濃厚接触者のなかでＰＣＲ陰性になる確率が、食べている人と食べていない人では何倍違うかを意味します。例えば、Ａという食材のオッズ比が10だとしたら、Ａを食べている人は食べていない人の10倍、濃厚接触していたにもかかわらずＰＣＲ陰性になる確率が高いという意味です。

さまざまな食材が並びますが、ここでは特に３つの食品群に注目しました。

〈食物繊維〉

今回のデータでは、おから、もずく、リンゴ、バナナ、わかめなど、食物繊維を豊富に含む食材が多く挙がりました。

日本で稲作が始まってからの長い間、日本人の多くは玄米を中心に食べていましたから、食物繊維も多く摂っていたと考えられます。ところが現代の食生活では、米は精米して食物繊維をすっかり削ぎ落とした姿で体の中に入ります。

食物繊維とはそもそも、人の消化酵素では消化されない成分を指します。かつては吸収されないことで人体には不要なものだと考えられていましたが、食物繊維の摂取量が少ないと大腸がんの発生リスクが高くなることが分かってきてからは急速に関心が高まりました。今ではビタミンやミネラルに次ぐ第六の栄養素と位置付けられています。

食物繊維には、血糖値の急上昇を抑える作用があることがよく知られています。食事の最初にサラダなどの野菜を食べることが、血糖値の急激な上昇や肥満の防止に効果が高いと一般的にも広まりました。

食物繊維はまた、腸内細菌の〝食料〟になることが分かっています。腸内細菌の数や種類が増えることで腸管の免疫が整い、腸壁のバリアも丈夫になることが考えられるのです。

食物繊維には、水に溶ける水溶性と水に溶けない不溶性の2種類があります。今回のAIが割り出したデータで、新型コロナ発症リスクとの相関が特に強く出ているのは水溶性の食物繊維です。海藻類や豆類、ごぼうやニンジン、サトイモなどの根菜、また果物にも多く含まれています。水溶性食物繊維は溶けるとゼリー状になります。これを腸内細菌がとりこみ、元気になって私たちの健康に恩恵をもたらす物質をたくさんつくってくれるのです。

一方、豆類や芋類、きのこ類に豊富に含まれている不溶性食物繊維も、お通じを良くし腸内環境を整えるのに役立ちます。

腸に不要物がたまったままになっていると、腐ってしまいガスや有害物質を作り出してしまいます。免疫力も低下しているので、腸壁から有害物質がもれ出して、全身に悪影響を与えてしまう恐れがあります。

国内で増えているという大腸がんも、腸内環境が悪いために有害物質がたくさんつくられることが原因の1つであることはよく知られています。これも、食物繊維の不足が影響しています。

なお、納豆やごぼうには水溶性食物繊維も不溶性食物繊維も多いので一石二鳥といえます。また、精製されていない穀物にも多く含まれているので、玄米や胚芽米、ミューズリーなども良いかもしれません。

〈発酵食品〉

発酵食品も、食物繊維とともに腸に良い食べ物としてすっかりおなじみになりました。

納豆、キムチ、米ぬか、酒粕、甘酒、酢、米こうじなどです。便秘解消といった腸のケアだけでなく、腸内細菌の研究が進むにつれ、免疫力を上げるためにも発酵食品が良いと分かってきています。

勘違いされやすいのですが、発酵食品を食べたらその生きた発酵菌が腸に定着するわけではありません。菌の大部分は、胃腸での消化の過程で死んでしまい死菌となってしまいます。死菌は腸内細菌のエサになったり、腸管免疫を刺激して活性化させ、腸に良い成分をたくさんつくりだしたりする働きがあることが分かっています。また、納豆のように納豆菌が腸内細菌を元気にするだけではなく腸内細菌が分解途中にある大豆も食べますので、腸内細菌のエサとしても食べやすいもののため、発酵食品は腸に良いといわれています。

なお、発酵食品にはヨーグルトやチーズといった乳製品もありますが、これらはカゼインや添加物の問題があるため、大豆などの植物由来のものが望ましいです。

〈オメガ3脂肪酸〉

「エリート」の食事内容を見ると魚の摂取が目立っています。魚といえばタンパク質と思われるかもしれませんが、注目すべきは油脂です。

イワシやサバなどいわゆる青魚にはオメガ3脂肪酸と呼ばれる栄養が豊富に含まれています。ＤＨＡ（ドコサヘキサエン酸）、ＥＰＡ（エイコサペンタエン酸）という体内では合成できないオメガ3脂肪酸は、体内で炎症を鎮めます。

あくまで仮説ですが、魚をよく食べる＝ＤＨＡやＥＰＡの摂取が多いということであり、炎症を抑える作用が働いて、新型コロナにかかるリスクを避けられているのではないかと考えられます。

青魚は苦手という人は、ナッツやアマニ油で摂ることもできます。

私の場合、より手軽にオメガ3脂肪酸を毎日摂る方法として、ミューズリーに健康に良いさまざまなトッピングを加えた朝食を定番メニューにしています。これは私のオリジナルレシピですが、ナッツ系のお菓子が好きな人でしたらおいしく食べられる味だと思います。

○材料　いずれも量はお好みで

ミューズリー（ＥＵ産のもの）

無塩ナッツ（ローストしていない無添加のもの）

黒ごま
アマニ油、またはエゴマ油
砂糖不使用のフルーツジャム、または無糖のピーナッツペーストと蜂蜜

ミューズリーはEU産のものをネットで買います。EUは農薬などの基準が日本より厳しいためです。またナッツは塩分を抑えるために無塩のもので、かつ酸化を避けたローストしていない無添加のものを選んでいます。黒ごまは、粒のまま大量に摂ると腸に詰まることがあるので、ペースト状で使いやすいチューブ式のものを使用しています。

アマニ油やエゴマ油は熱を加えないよう圧力をかけて適切な方法で作られたものがネットで多く売られています。フルーツジャムは砂糖不使用などの自然なものを選び、飽きないように違う味のものをいくつかそろえておきます。代わりに無糖のピーナッツペーストと蜂蜜を使用してもおいしいです。

もちろん毎日だと飽きるので、時には納豆や旬のフルーツなどを朝のメニューにすることもあります。

ポイント 苅部医師より

国立がん研究センターをはじめ複数の医療・研究機関の共同で行われている多目的コホート研究（生活習慣と病気の関係を調べるための大規模な疫学調査）によると、国内45～74歳の男女9万人を対象にした約15年間の追跡調査の結果、男女とも納豆や味噌などの発酵性大豆食品の摂取量が多いほど死亡リスクが低くなると報告されています。

発酵性大豆食品は日本の伝統的な食文化に根付いていますので、免疫力向上のためにも勧められます。

また肉をたくさん食べる欧米の食文化と比べて、日本は魚を食べる文化が強い国でもあります。

新型コロナの重症例では全身性炎症や多臓器不全ほか多くの合併症が見られますが、それらの予防と、重症化・死亡リスクを減らすためにオメガ3脂肪酸の利用を検討すべきとの論文も出ています。

免疫学が盛んではなかった昔から、日本には自然に免疫力を高めようとする文化がたくさん根付いていたのです。これは現代に生きる私たちにとっても大切な財産だといえます。

[図表 14]　入浴習慣と新型コロナとの関連

説明変数	
入浴のときに湯船につかりますか？	
目的変数	平均リスク値
新型コロナ PCR 検査陽性	7.0308
医師により新型コロナ感染と診断	5.5932
喉の痛み＋嗅覚異常	5.4741
嗅覚異常	3.0793
呼吸困難	2.9514
味覚異常＋嗅覚異常	2.4418

〈生活習慣〉

今回は食以外の生活習慣についてもＡＩによる分析を行っています。そのなかから日本の入浴習慣と新型コロナとの関連について、興味深いデータが得られました。

昔から私たちは、湯船にじっくりつかって温まると心も体も休まることを経験的に知っています。肩こりや腰痛解消であるとか、皮膚に良いとか、リラックス効果が得られるとか、メリットを数え上げればきりがありません。

新型コロナとの相関については、「湯船につかる」ことがどう影響するかを、ＰＣＲ陽性と、感染の診断と、新型コロナが疑われる諸症状の出現それぞれについて調べました。質問項目の「入浴のときに湯船につかりますか？」に対して「つからない」と答えた人の、それぞれの頻度の平均リスクが右端の数値です。

例えば「湯船につからない」と答えた人の、新型コロナPCR陽性になるリスクは、湯船につかると答えた人の7・0308倍だったということになります。

項目により数値に幅はありますが、湯船につかることは新型コロナの感染や発症リスクを下げる可能性があると考えられます。

ポイント 苅部医師より

入浴によって体が温まることで生じる効果として、最近話題になっているのがヒートショックプロテインです。ヒートショックプロテインとは熱の刺激やストレスなどによって体が生み出すタンパク質のことで、細胞の免疫力を高める働きが期待できることで注目されています。

特に効果的なのがサウナです。90℃で12分間のサウナと5分間の水風呂を1セットとし、3セット行うと死亡率が低下するとの研究報告もあります。

ただし、高齢だったり高血圧や心臓病などの持病のある方には心筋梗塞などの命に関わる発作が起こるリスクがあるため注意が必要です。

その時々で身体に無理のないよう心掛けながら入浴やサウナを楽しむと、心と体両方に健康の効果が期待できるのでおすすめです。

［第5章］

「食」に意識を向ければ新型コロナの脅威は遠ざかる

食の見直しは最も身近な感染症対策

生きていくうえで「食」は欠かせません。コロナ禍を契機に、自前の防御システムである免疫の重要性が知られるようになった今こそ、人は自分が食べたものでできているという、この当たり前の事実に立ち返るべきだと私は思っています。

免疫力を高める健康法は、すでにさまざまなものが世に出回っています。しかし、体そのものを作っているのはほかでもない「食」です。最も重要であり最優先に取り組むべき課題は食生活の見直しのはずです。それができてこそ、ほかの健康法の効果も高まるというものです。

これは新型コロナ対策にも当てはまります。

マスク、手洗い、消毒、すべて重要な対策ですが、自分の持ち前の防御力である免疫が整わなければしっかりとした予防とはいえません。そして現在、免疫機能の多くを腸が担っていることが分かってきました。

体に悪いものを避けて免疫力を上げる

２０２０年以降世界中に新型コロナが広がった状況でも、ほとんどの人が「これを食べるとコロナ発症リスクが上がるかも」などとは考えたこともないと思います。太るとか、ニキビができるなど日常的なことは知っていたとしても、多くの人が好き好きに食事をとっているはずです。

今回のＡＩによる調査は、日本人の食習慣に危険が潜んでいることを明らかにしました。新型コロナ発症との相関があると思われる食材が分かって、自分の免疫力を上げるための階段をすでに一段のぼったといえます。

免疫力は新型コロナにだけ作用するわけではありません。高い免疫力を持っていれば、さまざまなウイルスや細菌と戦い、自分自身を守れる確率が高まります。

だからといって、今後いっさい新型コロナ発症と相関がある食品を口にするな、というつもりはありません。現実的ではないからです。

いきなりではなく少しずつ減らしていくのなら、難易度は低くなります。甘いものをちょっとやめてみようかな、バターたっぷりのパンは買わないでおこうかなと、何か一つ心掛けるだけで確実に一歩前進し、健康的な食生活に変えられます。

1週間とか10日とか、期間を決めて取り組むのも良策です。例えば、週に3日は揚げ物を食べていたという人が、1日減らして週2日にするだけでも、免疫にとっては良いことです。腸内細菌たちは酸化した油と戦わずにすむので免疫力は保てますし、悪玉菌も増えず腸内環境が良くなります。

「昨日は甘いものを食べたから、今日はデザートを控えて野菜を多めに摂ろう」「週末に家族とかつ丼を食べる予定だから、平日のランチに揚げ物はやめておこう」と、調整ができるようになれば、免疫力を下げるかもしれない食材の量は減り、免疫力を上げるかもしれない食材の量はどんどん増えていくはずです。

ここまでくればがまんや無理をしているつもりもなく、自然に体に良いものを欲するようになってくるでしょう。

自分の体を自分で守るには、できるだけ体に害を与える可能性があるものは控えるのが良いと考えます。

なぜなら、免疫力はなにも新型コロナにだけ作用するわけではなく、風邪やインフルエンザはもちろん、がん細胞を破壊してくれるかどうかにも大きく関わっているためです。今の社会の雰囲気として新型コロナはもちろん、風邪をひいただけでも人との交流がしばらくできなくなるリスクを抱えることになりますし、新型コロナの変異株に感染し軽症だとしても、しばらく隔離などの不便な生活を強いられることになります。

なお、近年〝オートファジー〟という体内の仕組みが、病気予防や老化予防につながると注目を集めています。これは体内で細胞が自身のタンパク質を分解しエネルギーなどに変える仕組みで、長時間（16時間以上といわれています）空腹状態が続くと発動すると考えられています。オートファジーは細胞の活性化を促し、細胞内に侵入した病原体を分解するとともに、長寿遺伝子と呼ばれているSｉｒ２（サーチュイン）遺伝子を呼び起こすとの説もあります（株式会社アテニア　２０１８年９月「日本生化学会大会」にて発表）。このため、空腹の時間を意識してつくることも病気への抵抗力を高める方法の一つです。

原材料をチェックする習慣は、体にとって必ずプラスに

ただ食生活を見直そうにも、目の前にある食品に何が入っているか分からなければ、対処のしようがありません。

その助けになるのが、食品パッケージに印刷されている原材料名です。市販の多くの食品には外見や味だけでは分からない食材や調味料、添加物が使われていますから、パッケージの表面だけではなく裏面も確認すべきです。

全部自分の体に入るもので、自分の免疫力を左右する腸内細菌の食事になり得るものです。自分の免疫はほかの誰も養ってくれませんし、一生のつきあいになりますから、せっかくなら良いものを食べさせてあげたいものです。それで得をするのは自分自身です。

原材料名をチェックするというたったひと手間を習慣にするだけで、今よりも免疫力を高め、さまざまな病を遠ざけ健康になれるチャンスをつかめるのです。

原材料の〝健康度〟を一瞬でチェックできるアプリを開発

原材料をチェックしたけどいちいち覚えていられないし記録をとっておくのも大変だという人もいるかもしれません。なにしろ、1つの食品につき10種類ほどは原材料名や添加物名が並ぶのが普通です。ひと手間とはいったものの、何品目もあればチェックだけで相当な時間がかかります。

そこで私は、簡単にチェックできて、記録もとれる仕組みはつくれないかと考え、今回のAIによるシステムを応用した無料のスマホアプリを開発しました。スマホで食品パッケージのバーコードまたは原材料名を撮影するだけで情報がインプットされ、それをもとにAIが新型コロナ発症リスクを算出してA～Eの五段階で判定をします。

この「判定」とはあくまでAIの計算に基づいた統計学的なものであり、医師の診断ではありません。例えばE判定が出ても、新型コロナにかかっていることを意味するのではないということです。

その上でコロナ発症リスクを上げる可能性がある、添加物を含む原材料のリストアップもＡＩが行います。それらを少しでも食べないようにすることで食生活の改善につながります。さらに、より上位の判定になるためには何を食べるといいか、発症リスクと相関がある食材や添加物を含まない食品リストも表示されます。

こうしたサービスを社会貢献の一環で無料で公開し、多くの人の健康に役立ててもらうことを私は長年の使命としてきました。私が温めてきた計画と収集してきたデータが、ＡＩの技術と結びつくことによって一つの形になったと思っています。

「新型コロナを遠ざける」食のデータを日本でも集めたい

食と新型コロナとの関係は今、世界中で関心が寄せられているテーマです。例えば欧米6カ国（米国、英国、フランス、ドイツ、イタリア、スペイン）で新型コロナにかかった568人を対象に、その症状や重症度と、自己申告による食生活などを調べたところ、野菜や魚介類、果物を多く摂っている人の重症化リスクが、そうでない人よりも低かったという研究報告があります。別の英米共同研究では、約60万人の食事調査で植物性食品を摂る頻度が高いほどＰＣＲ陽性率も重症化率も低かったという結果が得られ、世界的に有名な英国の医学誌ＢＭＪ（British Medical Journal）に掲載されました。

しかし日本では、こうした大規模な調査や研究はほとんど行われていないのが実情です。医療保険制度の違いがあるからか、欧米のほうが食で病気リスクを減らそうという予防医学的な考えが広まっているせいかもしれません。

欧米と日本とでは風土も文化も異なり、食生活をはじめとする生活習慣や体格、国民が多くかかる病気も違っています。医薬品の開発においても、西洋と東洋では薬を代謝する体の機能や、体への効果に差があることを考慮して治験などが行われています。したがって、日本人のデータがあることは重要なのですが、日本人の情報は圧倒的に数が不足しています。

そんななか、今回ＡＩを使って食と新型コロナ発症リスクとの相関を調べたことは、意味のある取り組みであったと思います。

約１５００人を対象とした原材料15万ほどのサンプル数に基づいたものでしたが、数が多ければ多いほどＡＩによる判定精度が向上し、統計学的に信頼性の高い結果が得られます。また一般消費者にとっても、自身が食べているものがどのくらい新型コロナ発症リスクに関係するのか知ることはメリットが大きいと考えます。

なお、アプリの内容に関しては一般社団法人 予防医療研究協会の監修を受けています。医学的な立場からも確かなアプリであることは同協会によって確認ずみであり、公認もしていただいています。

こうした社会貢献としての技術開発を、これからも続けていきたいと考えています。

生涯にわたり健康であるために

人生100年時代といわれて久しい世の中です。環境が整えば120歳くらいまで生きられるともいわれています。多くの人が、第二どころか第三、第四の人生をこれから控えています。

食に目を向け、健康を損なうおそれのある食材を避けることは、今、目の前に立ちはだかっている新型コロナをいかに遠ざけるかだけでなく、あと20~30年、それ以上の長い人生を、健やかに後悔なく過ごすことにつながります。なにしろ、病気と闘う免疫システムは一生ものであり、そのメンテナンスには私たちが食べているものが使われているのです。

新型コロナの感染拡大が契機にはなりましたが、食によっていかに健康を維持・向上させるかの知識を増やしていくために、今回の調査やＡＩによる分析、アプリの開発が役に立つのならこれほどうれしいことはありません。

今回開発したアプリ「Corona Lab（コロナラボ）」は、参加するユーザーの方々がつくっていく食と発症リスクを調べる一大プロジェクトと位置付けています。入力されるデータが増えれば増えるほど、食と健康に関するデータが多く集まり、ＡＩの判断材料が増えるためアプリの性能が高まります。また一方で、ユーザーにとっては個人の健康に役立てられるので、一石二鳥といえます。

みんなの力で健康な生活を実現して、新型コロナなどの病気に立ち向かうことができるのです。

ＡＩが常にデータを取り込み学びながら情報をアップデートしていく存在なら、人間もまた、常に学びながら生きていく存在と思っています。免疫の世界は奥が深く、明らかにされていないことがたくさんあります。また腸管免疫の研究も始まったばかりです。だからこそ、今生活を営んでいる私たちの取り組みが、免疫学の進歩に役立つと信じています。そのなかで私たちも気づきを得て学びながら、長く健康で幸せな人生を送るための術を、身に付けていけるのです。

おわりに

風邪をひいたらしょうが湯、腹痛には梅干し……「食養生」という言葉があるとおり、食べ物で不調を改善する術はこれまで人間の文化に根付いてきました。しかし現代の食生活は、食材の数も加工方法もあまりにも増え過ぎて、何が体にとって良いのかや、悪い影響があるのかどうかも、よく分からなくなってしまっているのが実情です。

おいしいものをほおばり「生きてて良かった！」と思わず口をついて出た、という経験をしたことがある人は多いでしょう。それほど、食の喜びというのは幸福感をもたらしてくれるのです。食欲という原始的な欲求が、最上のレベルで満たされることにほかならないと私は思います。

しかし悲しいことに、その「おいしさ」は、食品産業の発展とともに「人工的につくられた」ものが大半を占めるようになり、私たちの舌も、脳も、腸も「洗脳」の危機にさらされているとすら感じざるを得ません。

私はたまたま、野菜サラダをたくさん食べるようになった経験から健康への手応えを得て、食について深く調べるようになりました。会社のプロジェクトにしたのは自分のこの経験を、自分だけにとどめておくのはもったいない！との一心からにほかなりません。それゆえヘルスケア事業で手掛けているサービスのうち、社会の役に立てるようなものは無償で、社会貢献事業として提供しています。「my healthy（マイヘルシー）」という正しい健康情報を統計的に分析して届けるサービスや、「FoodScore（フードスコア）」という食品のバーコードや原材料名などから健康度をＡＩが判定するサービスなどです。

取引先や記者の方からアプリはなぜ無料で公開なのか？とか、どのように収益を得ているのか？とよく聞かれます。私の会社はゲーム事業などで十分な収益を得ながら、世の中の人の健康のためになるものは無料で運営する方針を貫いています。

新型コロナ感染拡大が始まった頃は、私は甘いものや揚げ物、加工品や添加物をできるだけ摂らない生活を続けて健康への自信を取り戻していました。もちろん手洗いやマスクなどの基本的な感染対策を行ってはいましたが、過度に萎縮せず穏やかに日常生活を送ることができました。

もし以前のすぐ風邪をひき疲れやすく、気分の浮き沈みが激しい自分だったら、新型コロナに対して神経質になっていたと思います。一歩も外へ出られないような生活に陥ってしまっていたかもしれません。

新型コロナはいずれほかの風邪と同じような扱いになるでしょうし、そう願わずにいられません。AＩを使った分析とアプリ開発は、新型コロナ発症を食生活の見直しで抑えたい、との思いで始めた取り組みでした。

しかしそれは同時に、コロナ以前から現代日本にはびこる「大病」の効果的な予防と同じ意味になりました。

その大病とはいうまでもなく、生活習慣病です。

今回、AＩが示した新型コロナ発症との相関がある食材は、肥満や糖尿病、動脈硬化などの生活習慣病の原因となる食材と重なっていました。

私は皆さんに、これらの食材を避けることは新型コロナ対策のためだけではなく、今後の人生に存在するあらゆる健康リスクに対する優秀な「盾」になることをお伝えしたいのです。

友達や同僚と何気なく、天気や趣味の話をするような感覚で、体に良い食事が日々の話題にのぼれば良いなと思っています。そのためにも、今はまだほとんどないといってい い、健康に影響を与える食の根拠を集め、皆がよりデータに基づいて正しく食を選べるような社会にしていきたいというのが私の願いです。

私の願いは私だけの力ではどうにもなりません。私の考えに賛同してくれる人々の力を集めて、ともに食と健康の謎解きをしていきたいと考えています。

この願いは自分たちの子孫や未来の社会のためになると信じています。

栢 孝文（かや たかふみ）

株式会社シグナルトーク 代表取締役。
１９７５年2月10日生まれ、大阪府堺市出身。１９９９年、大阪市立大学大学院工学研究科情報工学専攻卒業。株式会社インテックにてプログラマーを経験後、合資会社を設立。２００２年、シグナルトーク・コーポレーション代表取締役就任。高品質のオンライン麻雀アプリゲーム「Maru-Jan」を開発し、１５０万人以上の会員を獲得して人気を得る。２０１７年には大阪市立大学と健康科学の共同研究のための合同会社ウェルネスオープンリビングラボを設立。新規健康プロジェクトにおいて共同研究を進めている。２０２１年2月に「FoodScore（フードスコア）」を、２０２１年12月には「Corona Lab（コロナラボ）」をリリースし、食品と健康の関連性について研究を続けている。

本書についての
ご意見・ご感想はコチラ

新型コロナ発症した人 しなかった人

二〇二二年五月三一日 第一刷発行

著 者 栢 孝文
発行人 久保田貴幸
発行元 株式会社 幻冬舎メディアコンサルティング
〒一五一-〇〇五一 東京都渋谷区千駄ヶ谷四-九-七
電話 〇三-五四一一-六四四〇（編集）
発売元 株式会社 幻冬舎
〒一五一-〇〇五一 東京都渋谷区千駄ヶ谷四-九-七
電話 〇三-五四一一-六二二二（営業）
印刷・製本 中央精版印刷株式会社
装 丁 立石 愛

検印廃止

Printed in Japan ISBN 978-4-344-93719-2 C0047
幻冬舎メディアコンサルティングＨＰ http://www.gentosha-mc.com/